Ruth von Braunschweig

Lavendel, Teebaum und Manuka

Stark als Team

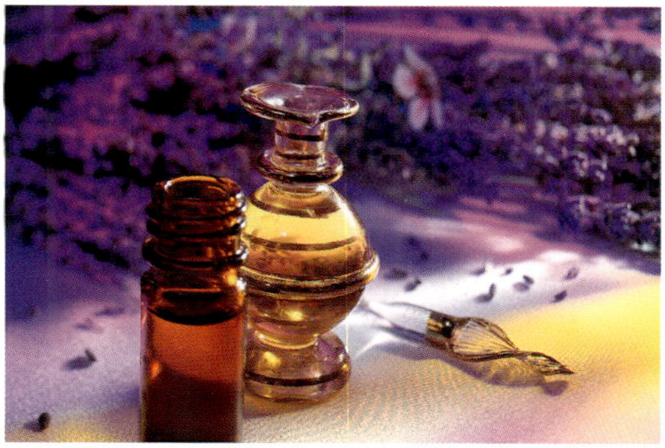

Die drei großen Aroma-Öle

- Die besten Mischungen
- Entspannen, Streß und Ängste abbauen
- Alltagsbeschwerden sanft heilen

GU GRÄFE UND UNZER

Inhalt

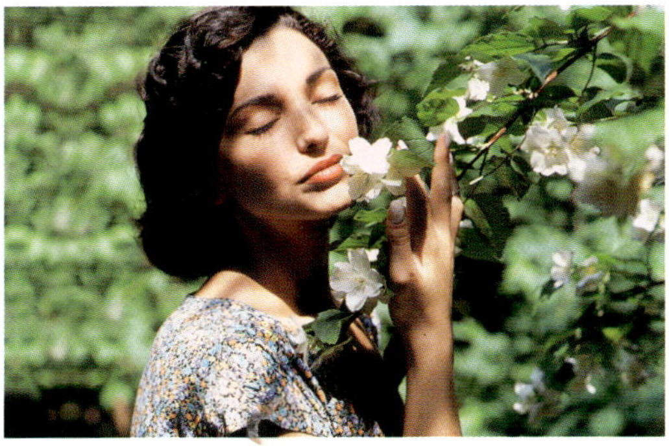

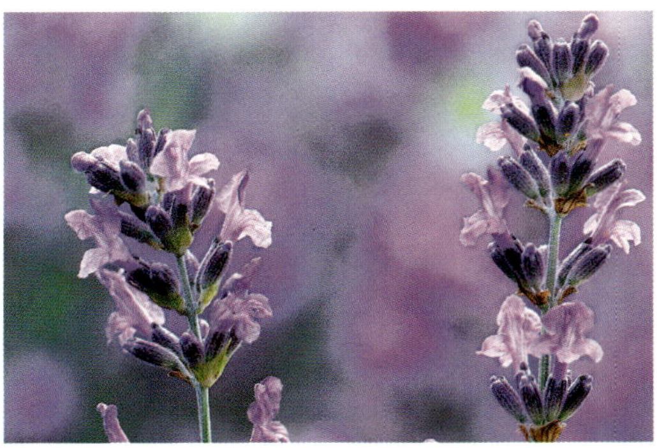

PRAXIS

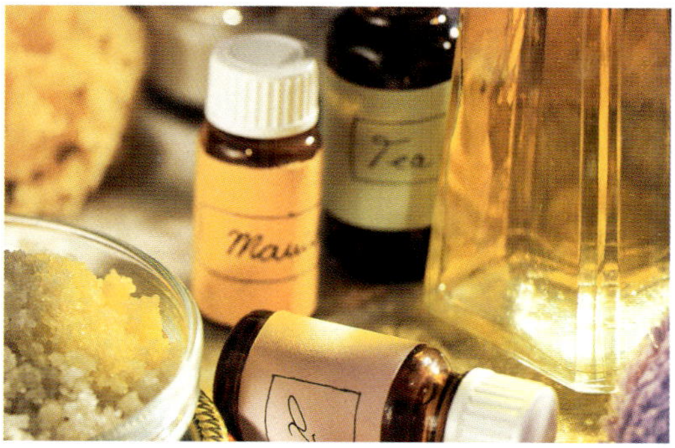

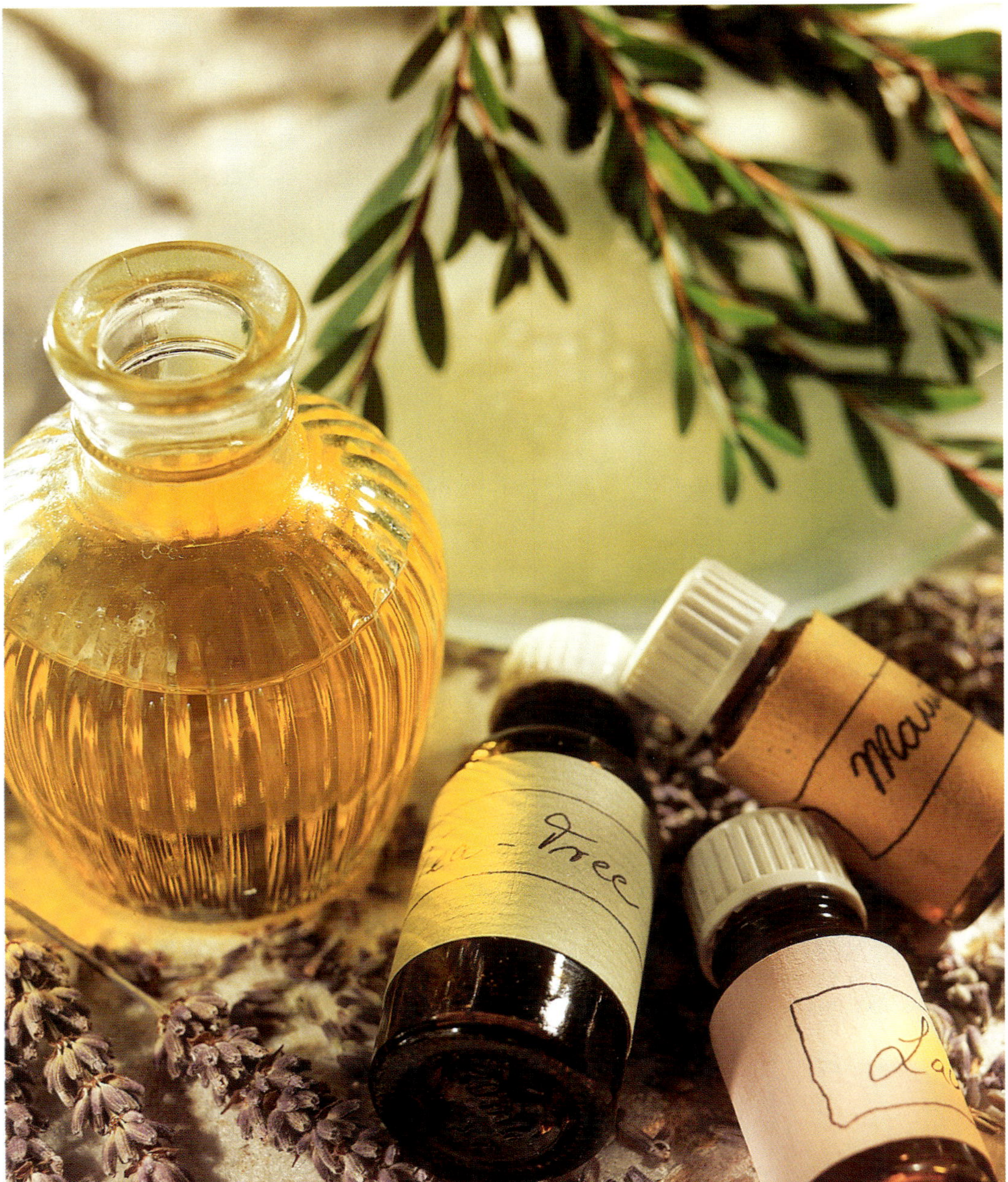

Ein Wort zuvor

Lavendel, australischer Teebaum (Tea-Tree) und Manuka (neuseeländischer Teebaum) sind bedeutende Heilpflanzen, die die traditionellen, ganzheitlichen Heilweisen in ihren jeweiligen Kulturregionen mitbestimmt haben und bei vielen Beschwerden hilfreich eingesetzt werden. Eigene Erfahrungen haben mir gezeigt, daß nicht nur Lavendel, sondern auch die beiden Teebaumöle Tea-Tree und Manuka über eine stark ausgeprägte seelisch stabilisierende Wirkung verfügen. Da jedes dieser ätherischen Öle ein Spezialist ist, können sich ihre Effekte in einer Mischung häufig ergänzen. Deshalb ermöglichen gerade die ätherischen Öle die ganzheitliche Therapie von Körper und Psyche – ohne Nebenwirkungen.
Ich habe lange an einem Modell gearbeitet, das Ihnen als Anwender ätherischer Öle schnell einen Überblick über die Inhaltsstoffe und ihre jeweilige seelische Wirkung gibt. Die große Resonanz auf dieses Modell in meinen Seminaren hat mich ermutigt, es hier vorzustellen und seine Anwendung mit den verschiedenen Ölen von Lavendel, Tea-Tree und Manuka zu verdeutlichen.
Das vorliegende Buch zeigt völlig neue Denkansätze auf und stellt somit eine Ergänzung meines Buches »Teebaumöle« dar.
Ich wünsche Ihnen bei der Arbeit mit diesem Modell, mehr noch mit der Anwendung der vorgestellten ätherischen Öle, viel Freude und Erfolg. Dazu habe ich Ihnen eine Fülle von Rezepten zu den unterschiedlichsten Beschwerden, die Sie selbst behandeln können, zusammengestellt.
Hier noch eine wichtige Anmerkung zu den Teebaumölen Tea-Tree und Manuka, über deren Namen einige Verwirrung herrscht: International wird der australische Teebaum als Tea-Tree, bei uns aber als Teebaum bezeichnet. Der neuseeländische Teebaum heißt auch bei uns Manuka. Bitte achten Sie beim Kauf der ätherischen Öle dieser beiden Teebaumarten auf die richtige Bezeichnung!

Ruth von Braunschweig

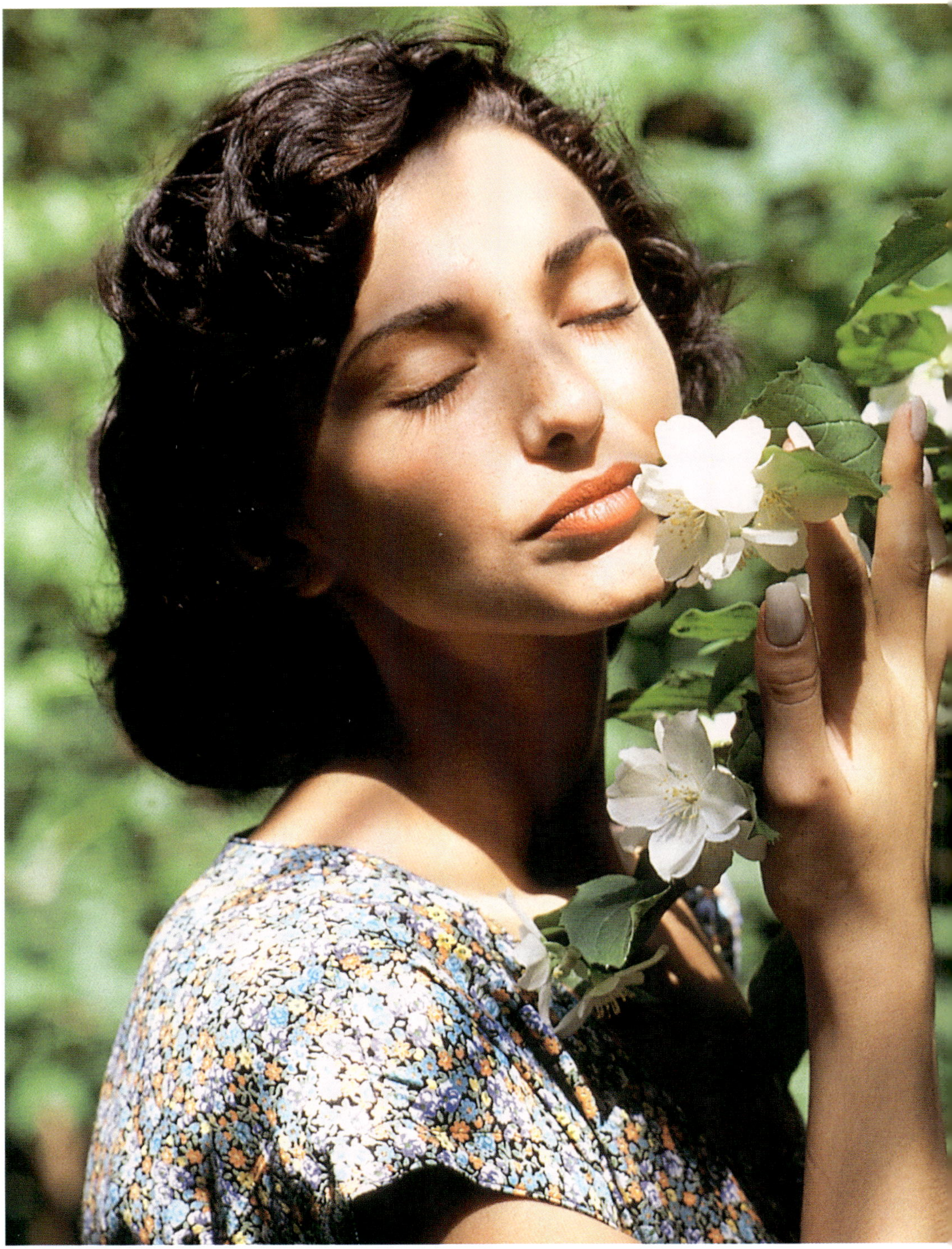

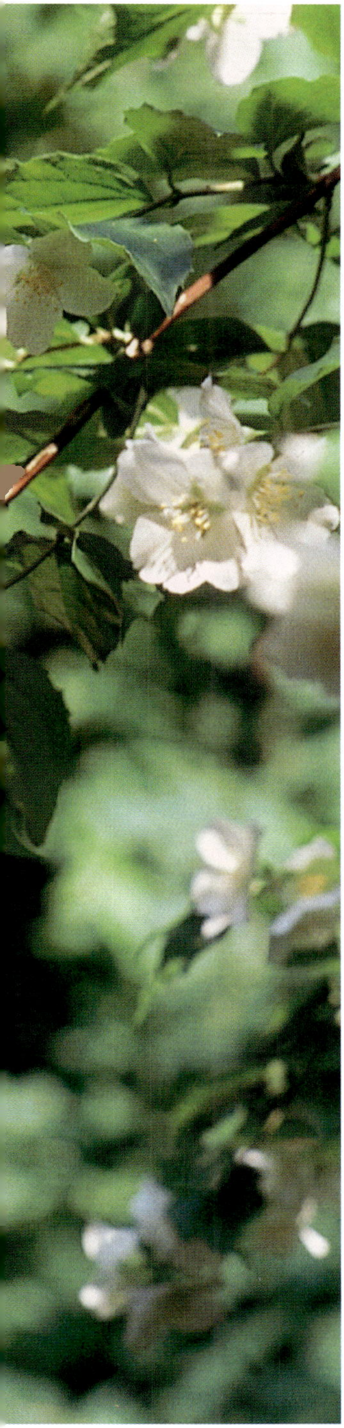

Eine Wohltat für die Seele

Schon seit sehr langer Zeit kennen die Menschen die heilsame Wirkung der Duftpflanzen und ihrer ätherischen Öle auf Seele und Körper. Ihr Einfluß auf unsere rationale und emotionale Seite beruht auf den verschiedenen Inhaltsstoffen, die sich nach bestimmten Eigenschaften ordnen lassen. So wirken ätherische Öle beispielsweise hauptsächlich anregend oder entspannend, eher auf den Verstand oder das Gefühl. Immer aber helfen sie uns, die Tücken unseres streßreichen Alltags leichter zu bewältigen.

Die kleinen Multitalente

Heilpflanzen wirken auch auf unsere Psyche

Je mehr ich mich mit den Duftstoffen traditioneller Heilpflanzen befasse, um so stärker fasziniert mich der Einfluß der Pflanzen und ihrer ätherischen Öle auf den Körper und vor allem auf die Psyche. Keinesfalls sollte man die zarte, sinnliche Seite der Duftstoffe der ätherischen Öle vergessen. Diese kleinen duftenden Boten locken Insekten an und sichern so die Bestäubung und damit auch die Fortpflanzung der Pflanze. Aber nicht nur Insekten, sondern auch wir Menschen werden im übertragenen Sinne von diesen Duftstoffen angezogen. Sanft fördern sie Sinnlichkeit und zwischenmenschliche Beziehungen und unterstützen dabei stark unsere Ausstrahlung und Schönheit. Die Natur hat uns mit den Duftstoffen der traditionellen Heilpflanzen wertvolle Helfer geschenkt, die uns aus seelischen Tiefs oder Alltagssorgen sanft herausziehen können. Sie gestalten das Leben farbiger und schöner. Zusätzlich stärken sie unsere Gesundheit und Widerstandsfähigkeit.

Die Duftstoffe setzen Reize im Gehirn

Wie schaffen es aber die ätherischen Öle, diese kleinen Multitalente, unsere Psyche so zu beeinflussen? Die Duftstoffe der ätherischen Öle gelangen über Nasenschleimhaut oder Haut in die Blutbahnen, setzen Reize im Gehirn und lösen dort die entsprechenden psychischen Reaktionen aus. Sie wirken beispielsweise beruhigend oder aufmunternd, lindern den Trennungsschmerz oder nehmen uns die Angst vor unbekannten Situationen.

Wie alles begann

Psychische Unterstützung ist notwendig

Doch warum benötigen wir überhaupt eine psychische Unterstützung, zum Beispiel durch ätherische Öle? Der Grund dafür liegt in der Evolution unseres Gehirns und der damit verbundenen Problematik. Für eine Erklärung möchte ich einen kurzen Exkurs zurück zu den Anfängen der Menschwerdung machen, die ich symbolisch bei Adam und Eva, den ersten Menschen, beginnen lasse.

Die Vertreibung aus dem Paradies

Aus dem Paradies ins harte Leben

Wie wir aus der Bibel wissen, begann mit der Vertreibung aus dem Paradies für Adam und Eva ein ausgesprochen hartes Leben. Sie mußten um das nackte Überleben kämpfen. Am schlimmsten traf Adam und Eva jedoch, daß sie mit dem Paradies auch Glück und Zufriedenheit aufgeben mußten. Diese für sie und ihre Familie völlig neue Erfahrung der seelischen Belastung gipfelte im Brudermord Kains an Abel, der sozusagen als Symbol für unsere schwierigen zwischenmenschlichen Beziehungen steht. Nach dem Alten Testament lernten Adam und Eva mit der Vertreibung aus dem Paradies erstmals Gefühle wie Frust, Wut und Ärger kennen.

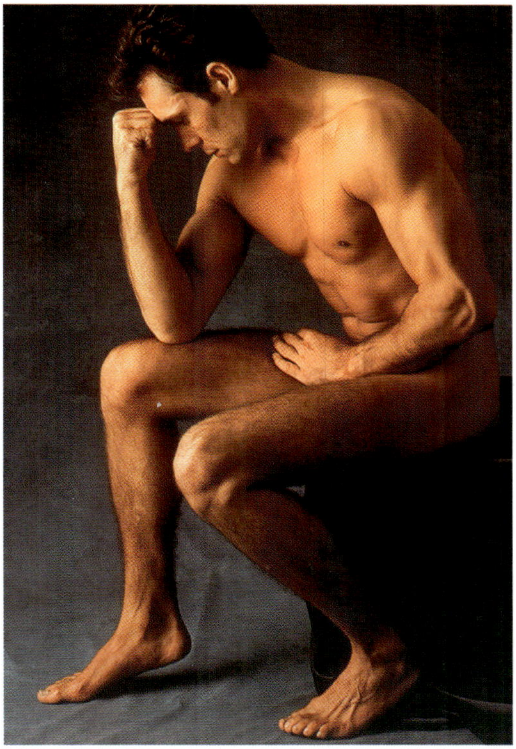

Wer zuviel nachdenkt und grübelt, vergißt die schönen Dinge des Lebens.

Die Crux mit dem dreigeteilten Gehirn

Gefühle und Verstand – schwer koordinierbar

Verlassen wir nun die Symbolik der Bibel wieder und wenden wir uns den wissenschaftlichen Erkenntnissen zu. Nach der Evolutionslehre (Theorie von der Entwicklung aller Lebewesen aus niederen, primitiven Organismen) fällt der Ursprung der Gefühle und der damit verbundenen Probleme mit der Entwicklung des aufrechten Gangs zusammen. Zu den Gefühlen, die zum Überleben notwendig waren wie Angst, Fürsorge und Schutz, kamen Neid, Kummer, Wut, aber auch Liebe. Der Mensch fing an zu denken und zu grübeln. Gefühle und Verstand – warum sind diese beiden so schwer miteinander zu vereinbaren? Warum machen unsere Gefühle uns das Leben oft so schwer? Das Problem liegt in unserem Gehirn begraben,

Emotionen entwickelten sich

in dem unsere Evolution in Kurzform, sozusagen als Altlast, verankert ist. Wir lernten im Laufe unserer Entwicklung nicht nur den Kampf ums nackte Überleben, sondern auch positive Emotionen, beispielsweise sexuelle Wonnen und kurze Glücksgefühle, und negative Gefühle wie Neid, Wut oder Angst kennen.

Doch welcher Teil des Gehirns steuert unsere Emotionen? Um diese Frage beantworten zu können, müssen wir unser hochentwickeltes Gehirn, das uns gefühlsmäßig so oft im Stich läßt, etwas genauer untersuchen. Unser Gehirn hat nicht nur menschliche, sondern auch tierische Anteile. Es besteht, wenn man es entwicklungsgeschichtlich betrachtet, aus drei Teilen mit unterschiedlichem evolutionären Alter. Sie steuern und regeln ganz verschiedene Verhaltensformen.

Das Reptilgehirn

Das älteste Areal ist das Reptilgehirn, wie es beispielsweise noch bei Schlangen oder Krokodilen existiert. Dieser Bereich denkt und fühlt nicht. So grübelt eine Schlange nicht über ihre traurige Vergangenheit nach, kann sich aber auch nicht auf eine schöne Zukunft, zum Beispiel mit einer fetten Beute im Bauch, freuen.

Beim Menschen ist dieser Teil hauptsächlich im Hirnstamm lokalisiert und dient ausschließlich der Arterhaltung. Dazu gehört auch, daß das Reptilgehirn beispielsweise in Notzeiten wie Flucht oder Naturkatastrophen aktiviert wird – in Situationen also, in denen es ausschließlich um die Rettung des nackten Lebens geht. In diesen Momenten denkt man weder an

Das Reptilgehirn dient der Arterhaltung

Das dreigeteilte Gehirn.

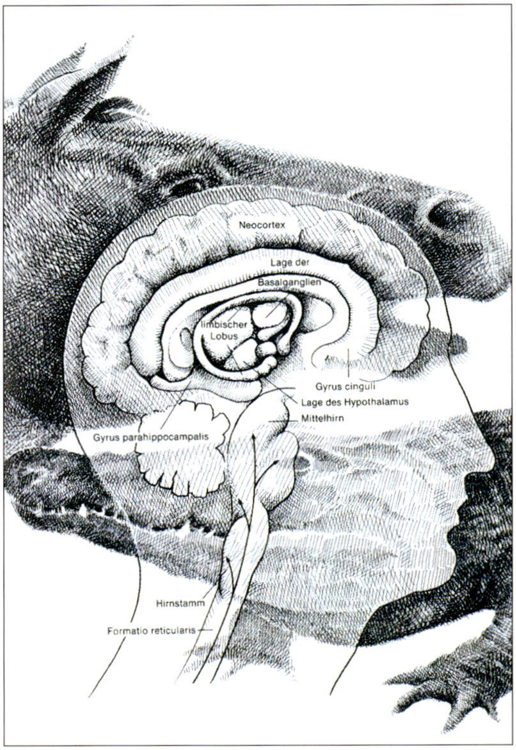

Fühlen mit dem Alt-Säugetier-Gehirn

die Vergangenheit noch an die Zukunft. Die Emotionen, wie beispielsweise Trennungs- und Verlustangst, Kummer und Verzweiflung, kommen erst später.

Das Alt-Säugetier-Gehirn

Über dieses Reptilgehirn stülpt sich das Alt-Säugetier-Gehirn, das wir mit Säugetieren wie Känguruh, Hund oder Pferd teilen. Dieser auch als limbisches System bezeichnete Bereich umschließt ringförmig das Ende des Hirnstamms. Hier ist ebenfalls die Arterhaltung lokalisiert. Doch sind hier auch neue Anlagen wie Fürsorge, Schutz, Spieltrieb, Lernen und Gedächtnis angesiedelt. In diesem Teil des Gehirns befindet sich die Welt der Emotionen. Hier werden Wut, Trauer und Neid erzeugt, aber auch Leidenschaften, die uns in ein seelisches Chaos führen können. Dieser Bereich hat die »Intelligenz des Fühlens« und wird als das »Herz der Seele« angesehen. Er ermöglicht uns, die Stimmungslage des Gegenübers zu erkennen und darauf zu reagieren, zum Beispiel durch schützendes »In-die-Arme-nehmen«. Auch die Mutter-Kind-Bindung ist hier lokalisiert.

Das Neu-Säugetier-Gehirn

Denken mit dem Neu-Säugetier-Gehirn

Liebe und zwischenmenschliche Beziehungen wie Freundschaft können dagegen nur in Zusammenarbeit mit dem Denkgehirn entstehen. Dieser auch als Neu-Säugetier-Gehirn oder Neocortex bezeichnete Teil – die entwicklungsgeschichtlich jüngste und beim Menschen die am stärksten differenzierte Hirnregion – stülpt sich locker über das limbische System beziehungsweise »Gefühlsgehirn«. Der Neocortex des heute existierenden Menschen hat sich sehr schnell entwickelt. Hier sitzen die berühmten »grauen Zellen«, das logische Denken und der Verstand sind hier verankert.

Dualismus von Herz und Verstand

»Konstruktionsfehler« mit Folgen

Der Neocortex ist dafür verantwortlich, daß die drei Gehirnareale gut zusammenarbeiten. Doch leider ist der Evolution hier ein »Konstruktionsfehler« unterlaufen. Funktioniert die Zusammenarbeit zwischen Reptil- und Alt-Säugetier-Gehirn noch gut, so ist sie zwischen Alt- und Neu-Säugetier-Gehirn ausgesprochen schlecht.

Gefühle können uns »um den Verstand bringen«

Grund für diese mehr als mangelhafte Koordination ist das schnelle Wachstum des Neocortex. Wenn uns die Macht der Gefühle überrollt, kann das Gefühlsgehirn unabhängig vom Denkgehirn agieren und reagieren. Die Macht der leidenschaftlichen Gefühle kann uns regelrecht um den Verstand bringen. Trauer und Angst nehmen uns Lebensfreude und Vitalität, Liebeskummer bricht uns das Herz. Da hilft auch positives Denken nicht mehr. Halten diese Gefühle gegen alle Regeln der Vernunft an, so verändert sich die Biochemie der Gefühle, unser Seelenleben gerät aus den Fugen.
Genauso problematisch ist es, wenn der Verstand, unser Denkgehirn, gegen unser Gefühlsgehirn arbeitet. In unserer modernen Welt gilt, vernünftig zu handeln, ganz »cool« zu bleiben. Gefühle zu zeigen, intuitiv zu handeln, wird oft als Schwäche ausgelegt. Dieses Verhalten kann bei einigen Menschen über längere Zeit zu Gefühlskälte, Abstumpfung und Härte führen. Es läßt nur wenig Raum für zwischenmenschliche Beziehungen und Herzensgüte.
Dieser Dualismus von Herz und Verstand, von Rationalität und Emotionalität läßt uns so oft zweigeteilt erscheinen: Zwei Seelen wohnen in unserer Brust, eine denkende und eine fühlende.
Kooperieren beide Gehirnteile miteinander, ohne daß der eine Bereich über den anderen dominiert, ist unser Gefühlsleben ausgeglichen. Das führt zu mehr Ausstrahlung, Selbstsicherheit, Kreativität, aber auch zu mehr Herzenswärme und Menschlichkeit.

Herz und Verstand im Gleichgewicht

Chemische Botenstoffe arbeiten Hand in Hand

Die Zusammenarbeit beziehungsweise die gegenseitige Information aller Gehirnteile und letztendlich aller Körperzellen erfolgt über die sogenannten Botenstoffe, auch als Transmitter oder Hormone bezeichnet. Diese arbeiten eng als Team zusammen. Bei seelischem Ungleichgewicht oder auch Streß gerät das ausgeklügelte System der verschiedenen Botenstoffe durcheinander.

Botenstoffe: unsere Gehirnsprache

Wie kann man sich das praktisch vorstellen? Jedes Gefühl, jeder Gedanke wird im Gehirn in eine »Gehirnsprache« in Form von zahlreichen chemischen Botenstoffen umgewandelt. Sie informieren die Zellen (auch das Immunsystem) sozusagen über den aktuellen Stand unserer Gefühle und Gedanken.
Wir unterscheiden zwischen beruhigenden (= hemmenden) und anregenden Botenstoffen. Dominieren beispielsweise ständig die

So reagiert der Körper auf Streß.

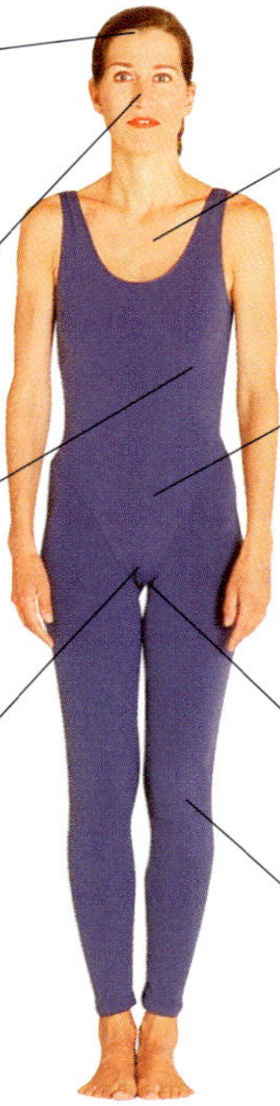

Gehirn-Kopf: »Sich den Kopf zerbrechen«
Kopfschmerzen, chronische Erschöpfung, Ängste, depressive Verstimmungen, Nervosität, Erregbarkeit, Mutlosigkeit

Atemwegsorgane »Die Nase voll«
Erkältungsneigung, Nebenhöhlenprobleme, Asthma, allergische Schnupfen, Husten, Heiserkeit

Herz-Kreislaufprobleme: »Es bricht mir das Herz«
nervöse Herzbeschwerden, Herzjagen, Herzstechen, Angina pectoris, Blutdruckschwankungen

Genitalorgane: »Bin ich Männlein oder Weiblein«
Menstruations- und Wechseljahrsbeschwerden, sexuelle Unlust, Uterus- bzw. Prostataprobleme

Haut: »Aus der Haut fahren«
Rötungen, Juckreiz, Ausschläge, Ekzeme, Akne, Schuppenflechte, Neurodermitis

Magen-Darm-Trakt: »Im Magen liegen«, »die Galle läuft über«
Durchfall, Verstopfungen, »Bauchschmerzen«, Magenbeschwerden, Völlegefühl, Blähungen, Gallensteine

Harnwegsorgane: »Es geht mir an die Nieren«
Harnwegserkrankungen wie Blasenreizung

Muskel- und Gelenkbeschwerden: »Ich hab's im Kreuz«
Muskelverspannungen, Hexenschuß, Nackenschmerzen, Rückenschmerzen

anregenden, kommt es langfristig zu Nervosität, Erregbarkeit bis hin zu Aggressionen. Gewinnen die beruhigenden Botenstoffe über längere Zeit die Oberhand, so sind Lethargie, Mutlosigkeit und Ängste die Folgen. Langfristig können dadurch körperliche Erkrankungen auftreten, für die keine organischen Ursachen vorliegen. So muß man zwischen Herzbeschwerden, die durch Herzfehler und solchen, die beispielsweise durch Dauerstreß hervorgerufen werden, unterscheiden.

Ätherische Öle – paradiesische Helfer

Körper und Psyche

Daß es sich bei den ätherischen Ölen wirklich um paradiesische Helfer handelt, zeigt wieder ein Blick in das Alte Testament. Wie man dort lesen kann, durften Adam und Eva neben Früchten und

Weizen auch duftende Blumen und die Myrte aus dem Paradies mitnehmen. Damit verfügten sie für das Leben in einer wenig paradiesischen Welt nicht nur über Nahrung, sondern auch über pflanzliche Heilmittel für Körper und Seele.

Die Heilwirkungen der Myrte

Myrte: Uraltes Heilmittel

Die Myrte, die einzige europäische Vertreterin der Familie der Myrtengewächse, fand sich, wie man aus Ausgrabungen und Erzählungen weiß, schon bei unseren Vorfahren in der Hausapotheke. Sie wurde bei Hautproblemen, Erkältungskrankheiten und vielen Alltagsbeschwerden verwendet. Außerdem wirkte ihr Duft stabilisierend auf die Seele.

Ähnliche Eigenschaften haben auch die Myrtengewächse Tea-Tree aus Australien (bei uns allgemein als Teebaum bekannt) oder Manuka aus Neuseeland. Sie waren schon für die dortigen Ureinwohner bedeutende traditionelle Heilpflanzen. Lavendel, Tea-Tree und Manuka haben die ganzheitlichen Heilweisen von Körper und Psyche in ihren jeweiligen Kulturregionen wesentlich mitbestimmt.

Botenstoffähnliche Eigenschaften

Duftstoffe gehen ins limbische System

Früher hat man die Eigenschaften der ätherischen Öle beschrieben, ohne ihre Wirkmechanismen im menschlichen Körper zu kennen. Heute weiß man, daß die im ätherischen Öl enthaltenen Moleküle direkt über die Geruchsorgane ins limbische System (Alt-Säugetier-Gehirn) gelangen, also in den Bereich, in dem unsere Emotionen lokalisiert sind. Dabei werden sie lediglich in eine »Gehirnsprache« umgesetzt. Im limbischen System verändern sie durch ihre botenstoffartigen Eigenschaften die Gehirnchemie und können so unsere Stimmungslage und damit auch den Verstand direkt positiv beeinflussen. Sind die Emotionen im Gleichgewicht, so kooperieren Neocortex und limbisches System: Wir können logischer und klarer denken, ohne unser Herz, Intuition oder Gefühle zu unterdrücken. Die großartigen Leistungen der ätherischen Öle beruhen also auf ihren botenstoffähnlichen Eigenschaften, durch die sie die chemischen Botenstoffe im Gehirn mild regulieren können.

Ausgleichende Wirkung

Sie wirken dort ausgleichend, wo Ungleichgewicht entstanden ist, und fördern so indirekt unser seelisches Wohlbefinden und unsere

Gesundheit. Entscheidend dabei ist, daß man erkennt, welche ätherischen Öle beziehungsweise welche Inhaltsstoffe in den Ölen für eine bestimmte Wirkung angewendet werden sollten.

Modell zur Wirkung der ätherischen Öle

Modell erklärt Wirkungen

Um einen gewissen Überblick über die vielfältige Wirkung der ätherischen Öle zu bekommen, habe ich im Laufe der Jahre ein Arbeitsmodell entwickelt, das sich bereits in meinen Kursen über »Die Chemie der ätherischen Öle« sehr bewährt hat. Das Arbeitsmodell berücksichtigt die Erfahrungsheilkunde, eigene und fremde Erfahrungen, Legenden und Mythologien sowie neue wissenschaftliche Erkenntnisse. Aber wie jedes Modell kann es nur eine Hilfestellung bieten, denn die zahlreichen Inhaltsstoffe beeinflussen sich gegenseitig. Sie besitzen unterschiedliche elektrische Ladungen, aber auch unterschiedliche räumliche Strukturen, die die Physiologie des Gehirns ebenfalls beeinflussen.
Die Reaktionen meiner Kursteilnehmer vor allem aus dem pflegerischen Bereich auf das Modell haben mir Mut gemacht, dieses trotz seiner unvermeidbaren Schwächen in diesem Buch vorzustellen. Es wird Ihnen helfen, mit den einzelnen ätherischen Ölen und auch mit deren Mischungen sinnvoll und verantwortungsvoll umzugehen.

Für jede Stimmung das richtige Öl

Entspannend und anregend

Die ätherischen Öle besitzen sehr unterschiedliche Wirkungen auf Seele beziehungsweise Psyche. So kennen wir auf der einen Seite entspannende Öle wie Lavendel, auf der anderen Seite anregende wie Rosmarin. Dieser Effekt ist immer auf die Zusammensetzung der Inhaltsstoffe zurückzuführen.
Im Modell habe ich die Inhaltsstoffe nach ihrer Wirkweise geordnet. Die Inhaltsstoffgruppen mit vorrangig entspannender Wirkung befinden sich auf der *rechten Seite* des Ovals. Sie fördern Empfinden, Einfallsreichtum, Phantasie, spielerische Neugier, glätten übermäßige Emotionen und helfen aus seelischen Tiefs. Sie unterstützen die emotionale Gefühlswelt, die Herzlichkeit. Die in der *linken Hälfte* angeordneten Inhaltsstoffgruppen haben einen überwiegend anregenden Effekt. Sie fördern das logische Denken und

Die Wirkung der Inhaltsstoffe – ein Ordungsprinzip

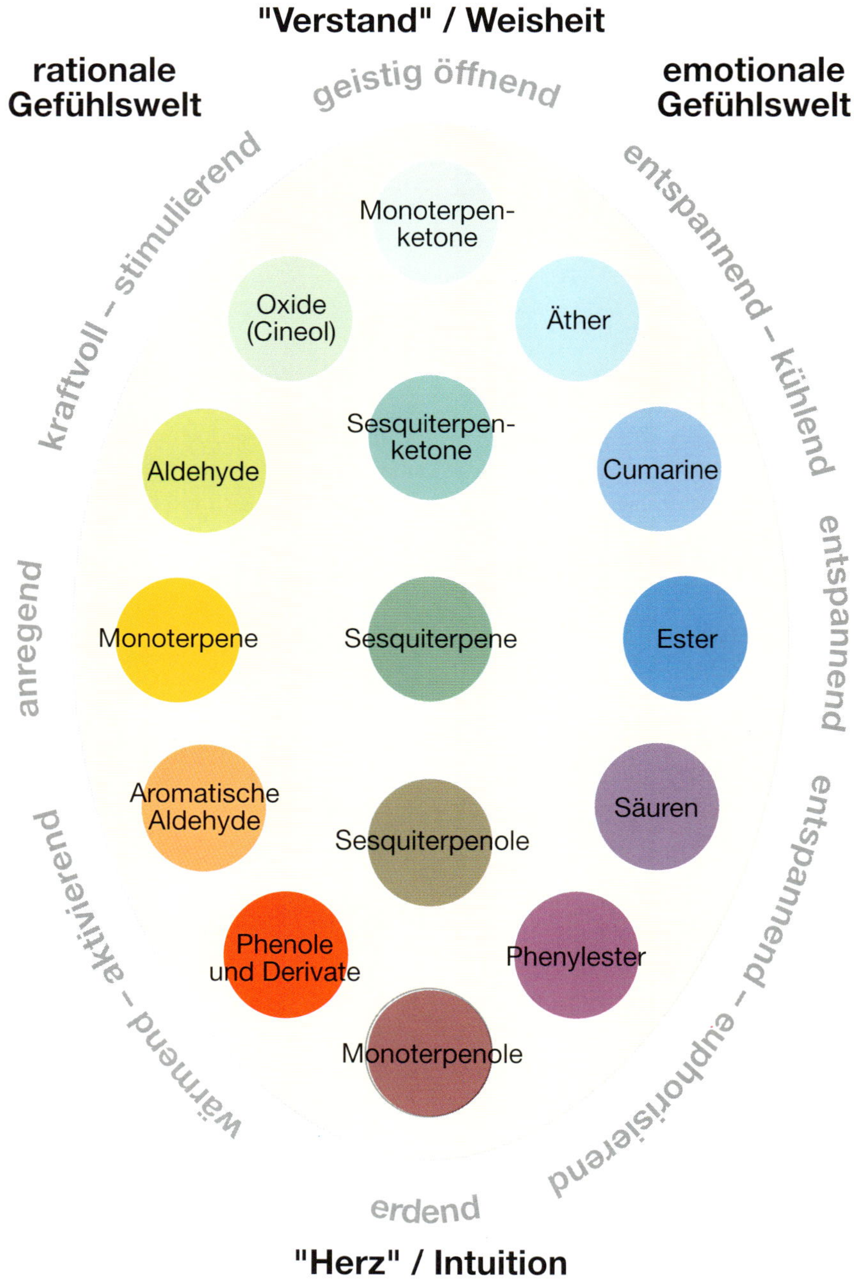

die Durchsetzungskraft, geben Gedanken Struktur sowie Klarheit und sorgen für Verständnis. Sie lösen »geistige Knoten« und Ängste und regen die rationale Gefühlswelt an.
Teilt man das Oval in zwei Querhälften, besitzen die Inhaltsstoffgruppen der oberen Hälfte eine stärkere »geistig sich öffnende«, also klärende Wirkung. Sie unterstützen den »Verstand«, die Weisheit, das Bewußtsein – besser ausgedrückt, die Suche nach der geistigen Welt. Die Inhaltsstoffgruppen im unteren Bereich fördern dagegen Intuition, Herzenswärme und -güte sowie zwischenmenschliche Beziehungen. Sie führen uns wieder auf den Boden der Tatsachen zurück.

Verstand oder Intuition

Jedes Öl wirkt anders

Durch diese Einteilung kann man sehr schnell erkennen, wie die einzelnen Öle aufgrund ihrer Hauptinhaltsstoffgruppen wirken. Die Anordnung der chemischen Inhaltsstoffe im Modell zeigt auch, daß es keine klaren Grenzen zwischen rechts und links sowie oben und unten gibt, sondern daß alle Übergänge möglich sind. Einige Inhaltsstoffgruppen wirken sowohl entspannend als auch anregend, das heißt ausgesprochen ausgleichend. Deshalb finden wir sie in der Mitte des Ovals. Sie beeinflussen sowohl die rationalen Gedanken als auch die Gefühle positiv.

Keine klaren Grenzen

Sinnvoll ist die Arbeit mit dem Modell erst dann, wenn das Ordnungsprinzip der Inhaltsstoffgruppen der ätherischen Öle mit dem Gefühlszustand des zu behandelnden Menschen in Verbindung gebracht wird. Die Arbeit mit dem Modell wird exemplarisch bei Lavendelölen, Teebaumöl und Manukaöl näher beschrieben. Diese setzen sich wie alle ätherischen Öle aus einer Vielzahl von Inhaltsstoffen zusammen. Deshalb beobachten wir auch bei ihnen niemals eine ausschließlich auf eine Seite gerichtete Wirkung. Aufgrund ihrer Inhaltsstoffe lassen sich hinsichtlich der Effekte der ätherischen Öle jedoch Wirkschwerpunkte erkennen. Dies macht die Einmaligkeit der ätherischen Öle und ihrer Mischungen aus: Bestimmte Wirkungen werden abgepuffert oder auch verstärkt.

Wirkschwerpunkte erkennbar

Im Arbeitsmodell (Grafik Seite 16) sind die wesentlichen Inhaltsstoffgruppen der wichtigsten ätherischen Öle aufgeführt. Sie geben einen Überblick über die Vielfältigkeit der Inhaltsstoffe, ihr Vorkommen in typischen Ölen und ihre bedeutendsten Wirkungen auf die Psyche.

Inhaltsstoffgruppe

Inhaltsstoffgruppen	typische Vertreter	psychische Eigenschaften
Aldehyde	Lemongras (~ 65 %) Litsea (~ 75 %)	zieht aus Ängsten und Perspektiv- losigkeit, sehr starke psychische
Aromatische Aldehyde	Kümmel Vanille	stark angstlösend, seelisch erwärmend
Äther	Estragon (~ 80 %) Fenchel (~ 65 %)	antidepressiv! nervlich ausgleichend
Cumarine – auch in geringster Dosierung hochwirksam	Bergamotte (~ 3,6 %) Tonkabohne (~ 50 %)	stimmt gelassen und fröhlich! psychisch stark entspannend
Ester	Bergamotte (~ 35 %) **Lavendel** (~ 50 %) Muskatellersalbei (~ 60–80 %)	beruhigt die Seele, unterstützt Fühlen, Intuition, »antidepressiv, heitere Gelassenheit«
Monoterpene	Angelikawurzel (~ 90 %) Nadelhölzer (60–80 %) Petit grain orange (~ 60 %) **Tea-Tree** (~ 50 %) Zitrusöle (außer Bergamotte) (–90 %)	fördert geistige Strukturierung und Widerstandskraft, angst- lösend, vitalisierend
Monoterpenketone	Pfefferminze (~ 20 %) Salbei (~ 35–55 %) **Schopflavendel!** (~ 80 %)	psychisch hochwirksam! Vorsicht! in hoher Dosierung neurotoxisch! geistig klärend und öffnend
Monoterpenole	**Lavendel, Lavandin** (~ 30–40 %) Rose, Gernium (~ 60 %) Rosenholz, Palmarosa (~ 80–95 %) **Speiklavendel** (~ 35–40 %) **Tea-Tree** (~ 35–40 %)	nervenstärkend, stimmungs hebend, fördert bodenständige Fröhlichkeit, Herzlichkeit, stärkt die Seele
Oxide (Cineol)	Eukalyptus globulus (70 %) Myrte (türkisch) (~ 55 %) Rosmarin (Typ Cineol) (~ 50 %) **Speiklavendel** (30–35 %)	fördert logisches Denken, geistiges Stimulans, angstlösend
Phenole u. Derivate	Thymian Typ thymol Zimtblätteröl, Nelken (~ 75–85 %) Zimtrinde (Zimtaldehyd) (~ 80 %)	fördert Lebensfreude, gibt Kraft und Power gegen Gefühlskälte
Phenylester	Jasmin, Ylang extra, Benzoe, Tolu	läßt das Leben genießen, für Zärtlichkeit, Sinnlichkeit
Säuren (nur in Spuren)	Balsame, Harze	seelisch entspannend
Sesquiterpene	**Manuka** (~ 70 %) Myrrhe (~ 90 %) Vetiver (~ 90 %) Zeder (Cedrus atlantica) (~ 80 %)	fördert Ausstrahlung und Selbst- sicherheit, gibt Würde und innere Kraft, nervenschützend!
Sesquiterpenketone Diketone Sesquiterpentriketone	Immortelle (~ 7–10 %) **Manuka** (~ 25 %) Narde (~ 10–20 %) Zeder (~ 5–10 %)	gegen seelische Verletzungen und Narben, fördern Empfindungs- vermögen u. geistige Klarheit
Sesquiterpenole – auch in geringer Dosierung hoch wirksam	Karottensamenöl (40–55 %) **Manuka** (~ 5 %) Sandelholz (90 %)	stimmungshebend, glättet Gefühle Streßhormone ausgleichend, gegen Überempfindlichkeit

therischer Öle auf einen Blick

körperliche Eigenschaften	Hautverträglichkeit
entzündungshemmend, antimikrobiell	hautreizend!
sexuell tonisierend, verdauungsfördernd	gut verdünnen!
nervöse Schlaflosigkeit, Magen-Darmtrakt entkrampfend	austrocknend u. irritierend
stark entkrampfend, etwas blutverflüssigend	gut
antimykotisch, stark entzündungshemmend! schlaffördernd, entkrampfend	sehr gut
verdauungsfördernd, Schleimdrüsen regulierend, schmerzstillend, antirheumatisch nervöse Schocks	hautreizend
Haut und Schleimhaut regenerierend, wundheilend! schleimlösend	in geringer Dosierung gut
immunstimulierend, ausgleichend! antimikrobiell, gut gegen chronische Erkrankungen	sehr gut!
schleimlösend, auswurffördernd, Kreislauf anregend, schmerzlindernd, antirheumatisch	gut
starkes Immunstimulans, antimikrobiell, schmerzstillend	Vorsicht! Sehr hautreizend
antidepressiv, Leber-Galle pflegend, hautpflegend	gut verdünnen!
entzündungshemmend, entkrampfend	gut
antihistaminisch, entzündungshemmend, juckreizstillend, hautberuhigend	sehr gut!
Triketone: stark antimykotisch, hautregenerierend, wundheilend, schleimlösend, fördert Narbenbildung	gut
immunstimulierend, ausgleichend! drüsenstimulierend – ausgleichend, hautregenerierend	sehr gut!

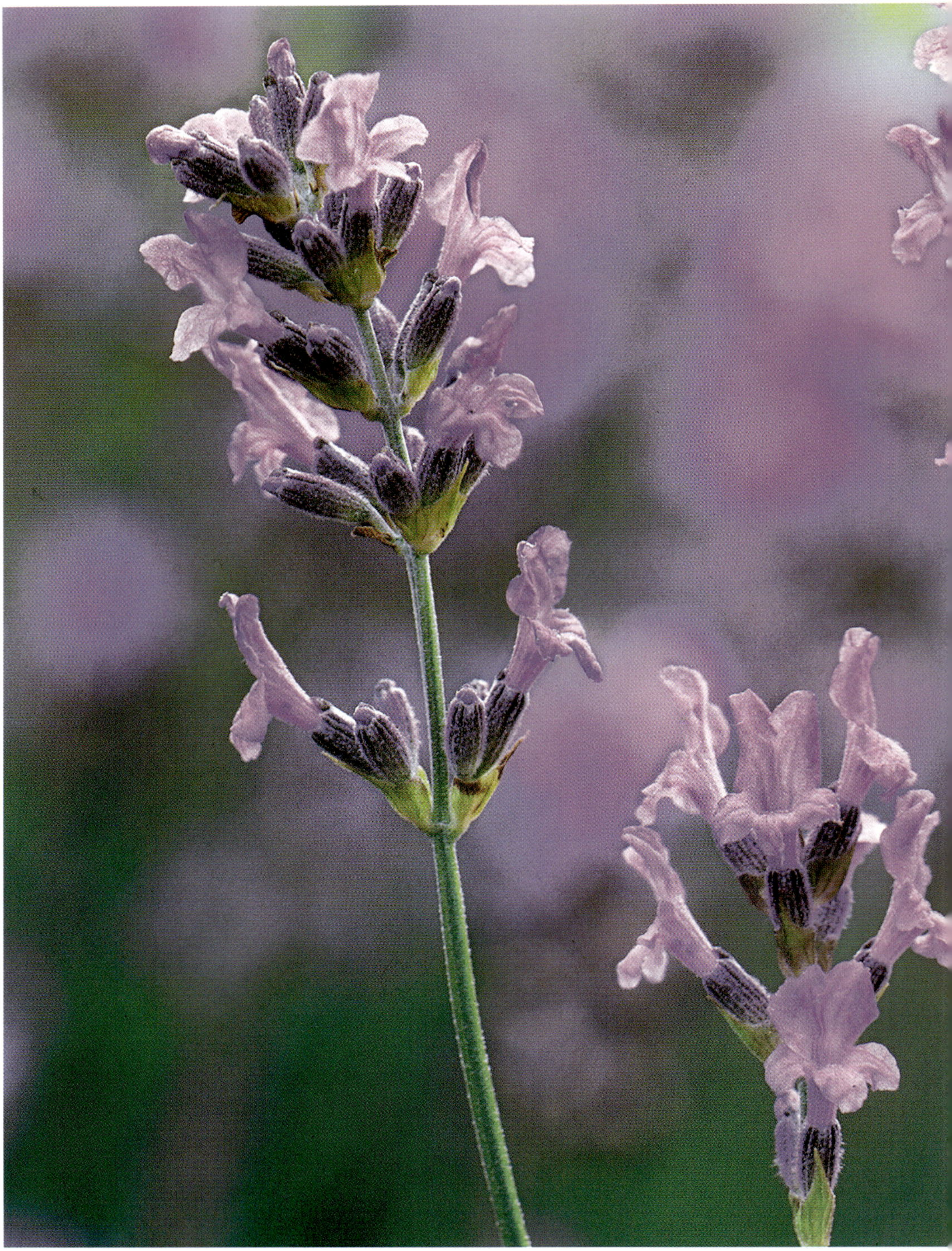

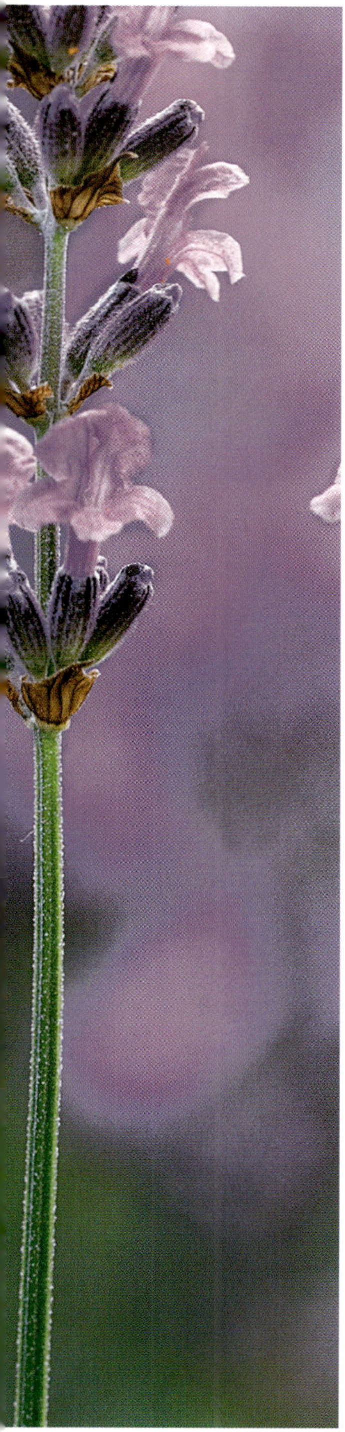

Die drei großen Aromaöle

Lavendel-, Teebaum- und Manukaöl sind drei wichtige Öle in der Aromatherapie, die sich ausgezeichnet ergänzen und wunderbar kombinieren lassen. Ihre heilende Wirkung auf Körper und Psyche ist keine Zauberei, sondern wurde in wissenschaftlichen Untersuchungen belegt. Im folgenden Kapitel erfahren Sie alles Wissenswerte über Herkunft, Geschichte, Gewinnung und Wirkung der Lavendelöle sowie über Teebaum- und Manukaöl.

Liebeserklärung an den Lavendel

Provence: die typische Heimat des Lavendels

Südfrankreich, vor allem die Provence, verbindet wohl fast jeder von uns mit sonnig-warmem Sommerwetter und riesigen Lavendelfeldern. Die unzähligen Halbsträucher sind von zahllosen Blüten übersät und verzaubern die Sinne. Mit dem Auge genießen wir die Farbe und Schönheit der Natur, während die Nase vom krautig-blumigen Duft, der bereits Generationen begeistert hat, verwöhnt wird.

Am Duft scheiden sich die Geister

Lavendel erlebt eine Renaissance

Zwischenzeitlich ein wenig aus der Mode gekommen, ist das ätherische Öl des Lavendels heute wieder sehr beliebt. Aber es gibt dennoch kaum ein anderes ätherisches Öl, dessen Duft so unterschiedlich beurteilt wird.

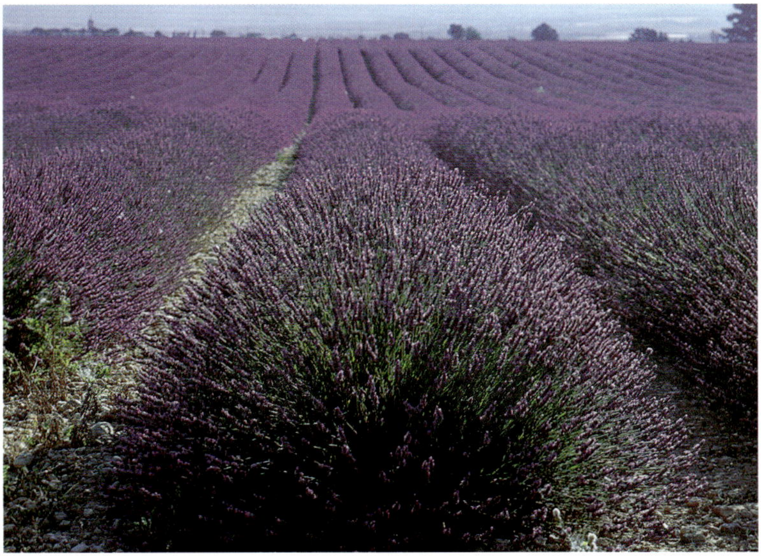

Frankreich ist das klassische Land des Lavendels. Hier erstrecken sich die Felder über weite Landstriche.

Lavendelduft bringt Farbe in den Alltag

Gehören Sie zu den Menschen, die den Lavendelduft über alles schätzen und lieben? Dann wissen Sie längst, daß der Alltag mit echtem Lavendelöl an Schönheit, Fröhlichkeit und Farbe gewinnt. Mit Lavendelduft zieht ein wenig »Süden« in unser Herz, er läßt uns lächeln und den Augenblick genießen.
Doch es gibt auch ausgesprochene Gegner des Lavendels. Vor allem für Männer ist der Lavendelduft meist mit unangenehmen Erinnerungen an die Kindheit verbunden – zum Beispiel an die nach Lavendel duftende ungeliebte Tante, von der sie gegen ihren Willen heftig umarmt wurden. Viele Menschen assoziieren mit Lavendel auch Sauberkeit, Sittsamkeit, gepaart mit Anständigkeit – eine wohl für jeden Duft fatale gedankliche Verbindung.

Sinnlicher Lavendelduft

In fast allen Büchern über die Aromatherapie kann man lesen, daß der Lavendelduft unerotisch sei. Wie unrecht tut man diesem Öl damit. Strahlende Sonne, tiefblaue Lavendelfelder und lebenslustige Menschen verleihen der herrlichen Landschaft von Südfrankreich den ihr eigenen Charme. In dieser Gegend sollen die Lavendelpflanzen einen unerotischen Duft verströmen? Natürlich nicht! Seit dem ersten Jahrhundert nach Christus feiert Lavendel in der Parfümerie Siegeszüge. Wo die Pflanze ursprünglich beheimatet war, weiß man nicht genau. Die Römer fanden sie in den ligurischen Alpen und in der Haute Provence. Sie waren vom Duft des Lavendels so angetan, daß sie ihn verschwenderisch in vielen Lebenslagen verwendeten. In den ausschweifendsten Zeiten der Römer gehörten Lavendelbäder zum täglichen Muß – aber sicher nicht, um erotische Ausstrahlung abzuwaschen. Im Gegenteil: Als Parfüm war der Duft damals hoch angesehen. Auch heute noch ist Lavendelöl in vielen maskulinen Parfüms enthalten und bei den Parfümeurs ein absoluter »Hit«.

Badekultur mit Lavendel

Heilsamer Lavendel

Die große Heilwirkung des Lavendels

Auch als Heilpflanze war Lavendel bereits zu Zeiten der Römer unentbehrlich. Seine große Heilkraft, die übrigens inzwischen pharmakologisch gut untersucht und bestätigt ist, beschreibt der römische Arzt Diokurides erstmals in seiner »Materia Medica«.

Weise Frauen

Lavendel im Mittelalter

Das früher und auch heute leider oft noch negativ besetzte Wort Hexen kommt aus dem althochdeutschen *Hagesussen*. Es waren die »Heckensitzerinnen«, die Mittlerinnen zwischen den Welten. Diese weisen Frauen waren für das gesundheitliche Wohl der Sippe verantwortlich. Sie sahen in den »Zauber- und Heilpflanzen« die Verkörperung magischer Wesen, die je nach Dosierung helfen oder zu Krankheit führen konnten. In diesem Sinne setzten die Hexen des Mittelalters auch das Lavendelkraut ein, das bei ihnen hochbegehrt war (Seite 40).

Hildegard von Bingen empfahl Lavendel gegen Lungen- und Leberleiden, Haut- und Gelenkprobleme, Nervenleiden und besonders als Herzstärkungsmittel.

Beliebt bei Königen und Kaisern

Die schlaffördernde Wirkung schätzte auch der französische König Karl VI. über alles. Ein Lavendelkissen fand sich grundsätzlich in seinem Reisegepäck, da er ohne dieses keinen Schlaf finden konnte. Seit dem 14. Jahrhundert wurde Lavendelwasser sowohl als Heilmittel (innerliche Anwendung) als auch als Schönheitswasser (äußerliche Anwendung) zur Unterstützung von Anziehungskraft und Attraktivität eingesetzt.

Hildegard von Bingen schrieb ihre Erfahrungen mit Lavendel für die Nachwelt nieder.

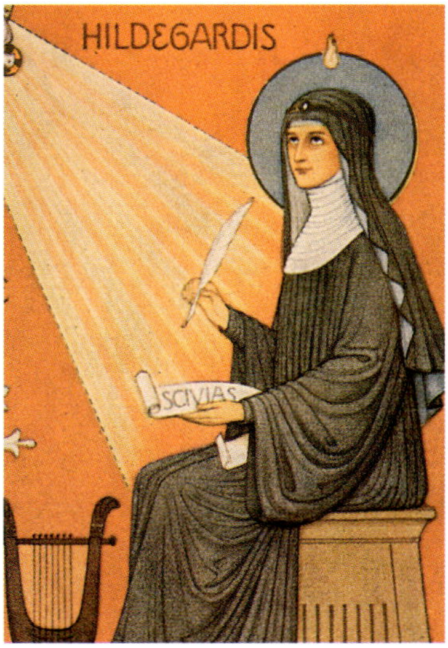

Im 16. Jahrhundert gelang es, das kostbare Öl des Lavendels durch Wasserdampfdestillation herzustellen. Sir Hugh Plat beschrieb 1609 in »Delights for Ladies« die zahlreichen Anwendungsmöglichkeiten des Lavendelöls, warnte aber auch vor seinem »heißen und subtilen Geist«.

Dieses faszinierende Quartett – Heilmittel zusammen mit Dufterlebnis, zarter Sinnlichkeit und Schönheitspflege – gestaltet den Umgang mit Lavendelöl so spannend und reizvoll.

Lavendel ist nicht gleich Lavendel

Große Artenvielfalt

Der Lavendel – man nimmt an, daß sich der botanische Name Lavandula vom lateinischen Wort für waschen, lavare, ableitet – wächst im gesamten Mittelmeerraum in den unterschiedlichsten Regionen. So ist es nicht verwunderlich, daß es verschiedene Arten gibt, die sich den diversen Lebensbedingungen optimal angepaßt haben. Wenn wir von »Lavendel« sprechen, meinen wir meist eine der vier wichtigsten Lavendelarten. Ihre ätherischen Öle weisen jedoch sehr unterschiedliche Eigenschaften auf. Lavendel ist eben nicht gleich Lavendel. Im folgenden werden auch die verschiedenen nationalen Bezeichnungen genannt, falls Sie im Ausland Lavendel einkaufen. So lassen sich Mißverständnisse vermeiden.

Echter Lavendel

Robust und widerstandsfähig

Botanischer Name:	*Lavandula angustifolia, Synonym Lavandula vera (vera = echt), Lavandula officinalis*
Regionale Namen:	Lavendel fein, Lavandel extra fein
Französisch:	lavande femelle, lavande veritable (= echt), petite lavande
Englisch:	lavander, true lavander
Italienisch:	lavander

Echter Lavendel wächst auf kargen Böden der gebirgigen Mittelmeerregionen in Höhen von 700 bis 2000 m. Dort setzt sich der kleine kugelige Busch bei Gluthitze im Sommer und eisiger Kälte im Winter durch. Weitere Anbaugebiete sind unter anderem England, Italien, Tasmanien. Die graublauen Lavendelblüten verströmen im Juli einen sehr schönen, harmonischen, blumig-krautigen Duft. Sie bilden die Grundlage für das echte Lavendelöl.

Gewinnung und Duft

Schonende Destillation

Nur aus den Lavendelblüten erhält man durch schonende Wasserdampfdestillation das kostbare ätherische Öl. Man benötigt ungefähr 120 bis 130 kg Lavendelpflanzen, um 1 kg des wasserklaren bis

Echter Lavendel ist heute eine typische Pflanze des Mittelmeerraums.

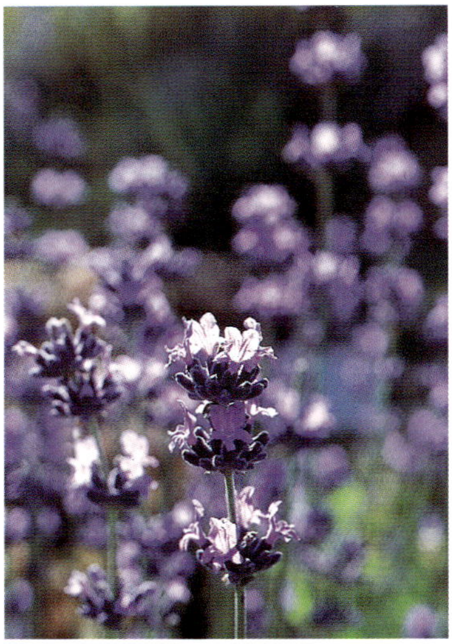

gelblichen Öls zu gewinnen. Die zahlreichen Inhaltsstoffe des Öls bilden eines der vielfältigsten und schönsten Duftbuketts, die die Natur uns geschenkt hat. So finden sich darin auch exotische Duftstoffe, die eine aphrodisierende Mixtur bilden: beispielsweise der ozeanische Duft von Galbanulen, ein Sexuallockstoff einer einzelligen Alge, Eugenol, ein wichtiger Stoff des Nelkenöls, Duftstoffe, wie sie in Sandelholz oder Rose zu finden sind, sowie Jasmon, ein wichtiger Duftstoff des Jasmins, aber auch ein Sexuallockstoff einer Schmetterlingsart. Sie geben dem Lavendelduft einen zarten Hauch von Sinnlichkeit.

Lavendelöl läßt sich gut mit anderen Ölen mischen

Die Bezeichnung der Öle »fein« bzw. »extra fein« bezieht sich im wesentlichen auf die Höhe, in der die Pflanze, aus denen das Öl gewonnen wird, wächst. So wird »Lavendel fein« aus Pflanzen destilliert, die in tieferen Regionen wachsen, während Pflanzen, die das Öl »extra fein« liefern, in Hochtälern kultiviert werden. Öle von Pflanzen aus Wildsammlungen gibt es heutzutage praktisch nicht mehr, da sie unbezahlbar sind. Aufgrund ihrer hohen Qualität und Wirkungen werden die Öle von »Lavendel fein« und »Lavendel extra fein« am häufigsten in der Aromatherapie verwendet. Je höher die Anbauregion liegt, um so mehr Ester (Seite 27, 28) enthält das Öl und desto zahlreicher sind die Inhaltsstoffe des Öls.

Gutes für die Seele

Hilft bei seelischen Problemen

In seelischen Ausnahmesituationen, wie sie beispielsweise nach einschneidenden medizinischen Eingriffen oder Diagnosen auftreten, leistet das Echte Lavendelöl einfach Phantastisches, Wunderbares. Auf eine Bauchmassage mit Lavendelöl – sie hellt die Seele auf, fördert den Schlaf und löst die Angst – reagieren die meisten Menschen ausgezeichnet. So hilft eine Bauchmassage mit Laven-

Wird im Krankenhaus eingesetzt

delöl den Patienten, beispielsweise die Diagnose »Herzinfarkt« mit all seinen Folgen zu verarbeiten – eine Diagnose, die oft auch der stärkste Mann nicht verkraftet.
Im Klinikum St. Marien in Amberg tausche ich mich mit Schwester Bärbel Bauer und Oberschwester Elisabeth aus. In diesem Krankenhaus dürfen auf allen Stationen Lavendelmassagen durchgeführt werden. Schwester Bärbel arbeitet auf der Station AGI (Augen und Innere, speziell Kardiologie); sie setzt in ihrer Arbeit engagiert Lavendelölmassagen gegen Mutlosigkeit, Unruhe und depressive Verstimmung der Patienten ein und hat damit großen Erfolg.
Hier eine typische Situation: Vor der Operation des Grauen Stars sind die meist alten Patienten unruhig, ängstlich. Starke Blutdruckschwankungen sind dann die Regel. Am Tag vor dem Eingriff wird als Prophylaxe eine Lavendelmassage durchgeführt (10 Minuten Massage des Bauchs, der Lendenwirbelsäule oder der Füße; Seite 82). Aber auch nach der Operation wird die Massage als besonders angenehm empfunden. Selbst die leicht nach oben oder unten verschobenen Blutdruckwerte normalisieren sich wieder. Die Patienten fühlen sich wie neugeboren, es geht ihnen gut, sie schlafen besser. Ihre Gesichtszüge entspannen sich, der Dialog zwischen Schwester und Patient ist herzlicher. Hier ergänzen sich die Wirkungen des Lavendelöls und der Massagen, der Macht der Berührung.

Wirksam vor Operationen

Lavendel bringt sanften Schlaf

Eine Besonderheit des Lavendelöls ist seine schlaffördernde beziehungsweise schlafanstoßende Wirkung, die mit der synthetischer Tranquilizer zu vergleichen ist. Im Gegensatz zu diesen Medikamenten treten bei Lavendelöl jedoch keine Nebenwirkungen auf. Dies wurde in klinischen Studien nachgewiesen.

Der gute Geist aus der Flasche

Alle Inhaltsstoffe wirken zusammen

Die Wirkung des Lavendelöls basiert auf dem Zusammenspiel der rund 280 Inhaltsstoffe, die regulierend ins limbische System, unser Gefühlsgehirn, eingreifen. Den Hauptbestandteil (bis zu 50 %) des Lavendelöls bilden blumig duftende Ester (Grafik Seite 28). Sie wirken stimmungsaufhellend, harmonisierend und beruhigen die Emotionen, wenn man sich in einem Gefühlschaos befindet. Man entspannt sich und wird ruhiger. Destruktive Gedanken verschwin-

Die Inhaltsstoffe des Lavendelöls im Modell.

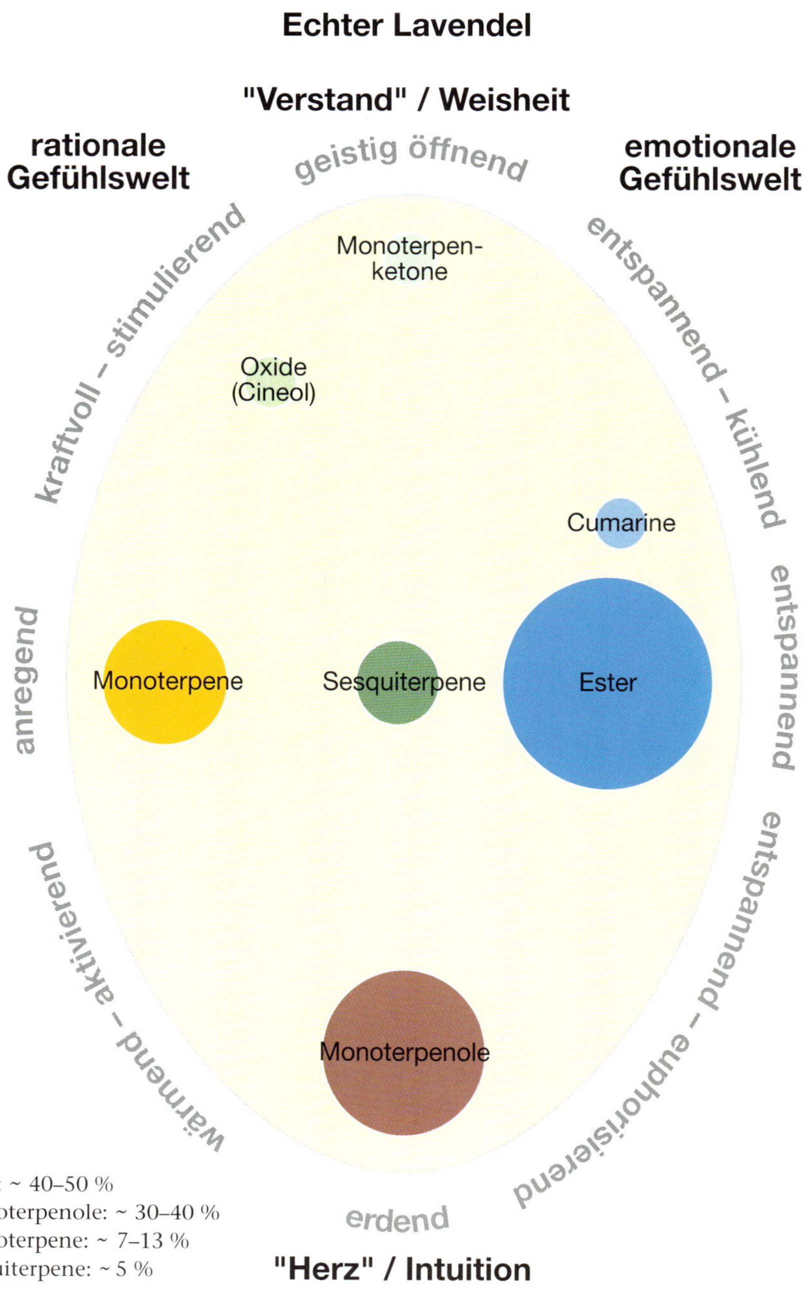

Ester: ~ 40–50 %
Monoterpenole: ~ 30–40 %
Monoterpene: ~ 7–13 %
Sesquiterpene: ~ 5 %

den, konstruktive überwiegen. Phantasie, Einfallsreichtum und Freude an zwischenmenschlichen Beziehungen kommen wieder zum Zuge. Somit kann Lavendelöl langsam das persönliche Wohlbefinden steigern.

Die Serotoninproduktion wird reguliert

Ester beeinflussen den Serotoninhaushalt

Diese stimmungsaufhellende Wirkung des Lavendelöls beruht darauf, daß die Ester in Verbindung mit allen anderen Inhaltsstoffen positiv die Serotonin-Ausschüttung im Gehirn regulieren. Serotonin ist ein chemischer Botenstoff, der für emotionale Ruhe, Ausgeglichenheit und »heitere Gelassenheit« sorgt. Seine Konzentration sinkt bei Dauerstreß, beispielsweise unter Termindruck, Überbelastung, aber auch bei Dauerreizen wie Fernsehen, lauten Geräuschen. Anscheinend stehen wir Europäer unter Dauerstreß, denn man hat festgestellt, daß die Menschen in den westlichen Industrienationen einen relativ niedrigen Serotoninspiegel aufweisen. Da Serotonin auch Appetit (viel beziehungsweise nichts essen bei Streß), Schmerzverarbeitung, Schlaf, Blutdruck und Sexualität regelt, können bei Serotoninmangel Befindlichkeitsstörungen wie nervöse Kopfschmerzen, Herz-/Kreislauf- sowie Magen-Darmprobleme, aber auch Schlaf- und Eßstörungen und hormonelle Entgleisungen auftreten. Dies kann schließlich zu depressiven Verstimmungen, verbunden mit Aggressivität, Nervosität, Hektik und Unkonzentriertheit führen, auch schon bei Kindern. Hier kann Lavendel, das »Multitalent« wertvolle Hilfe leisten. Durch das Zusammenspiel von Estern mit den anderen Inhaltsstoffen werden Herzlichkeit, Zärtlichkeit, Fröhlichkeit und Verständnis gefördert. Man kann sich wieder an Kleinigkeiten, am kleinen Glück freuen.

Freude am »kleinen« Glück

Die Kraft kehrt zurück

Aber auch noch andere Inhaltsstoffe, die sogenannten Monoterpene, spielen für die stimulierende Wirkung des Lavendelöls eine gravierende Rolle. Diese »Powerstoffe« des Lavendelöls geben Kraft, Durchhaltevermögen und machen hellwach. Ihr sanft angstlösender Effekt hilft aus der Mutlosigkeit heraus. Sie erleichtern es, neue Perspektiven zu finden. Geringe Mengen der beiden Inhaltsstoffe Kampfer (Keton) und Cineol (ein eukalyptusartiger Riechstoff) sorgen für geistige Beweglichkeit. So wirkt Lavendelöl nicht nur entspannend, sondern auch leicht belebend.

Stimulierende Wirkung

Ein Freund der Kinder

Lavendel: ein paradiesisches Geschenk der Natur

Durch liebevolle, duftende Streicheleinheiten mit Lavendelöl bekommen große und kleine Kinder das Gefühl von Geborgenheit und Angenommensein. Lavendelmassagen sind eines der schönsten Geschenke, die wir von ganzem Herzen und dabei noch preiswert geben können. Ängste werden gemildert, der kleine Körper entspannt sich, und die Welt ist so viel schöner.

Sich und andere verwöhnen

Mit Lavendelöl kann man sich und andere wunderbar verwöhnen, da es Seele und Haut pflegt. Lavendelöl läßt müde Beziehungen wieder aufleben. Es verstärkt die Bindung in der Familie oder zu Freunden; Liebe, Intuition und Herzlichkeit werden gefördert.

Speiklavendel

Speiklavendel mag Hitze

Botanischer Name:	*Lavandula spica, syn. Lavandula latifolia (latifolia = großes Blatt)*
Regionale Namen:	Großer Lavendel (wegen der Größe seiner Blätter), Italienische Narde, Speiklavendel
Englisch:	Spike lavender, Spike
Französisch:	Grande lavande, aspice
Italienisch:	Spigo nardo

Der Speiklavendel benötigt im Gegensatz zum Echten Lavendel mehr Wärme und wächst deshalb in tieferen Regionen (zwischen 600 und 800 m). Seine volle Blütenpracht entwickelt sich drei bis vier Wochen später als beim Echten Lavendel. Er bevorzugt die trockenen Böden der regenarmen Küstengebiete Frankreichs, Spaniens und Portugals.

Teuer, aber hochwirksam

Es gibt nur noch wenige Anbaugebiete, so daß das wertvolle Öl relativ teuer ist. Aus den blühenden Zweigspitzen wird durch Wasserdampfdestillation ein wunderbar frisch-duftendes Öl gewonnen, das ein wenig an Kampfer und Eukalyptus mit einer spritzigen Note erinnert. Der ausgewogene Duft des französischen Öls war bis

Bei den Parfumeurs beliebt

1930 in ganz Europa bei den Parfümherstellern sehr begehrt. In geringer Dosierung, insbesondere in Mischungen mit Echtem Lavendel, entfaltet das Öl des Speiklavendels seine körperlich und geistig belebende Wirkung.

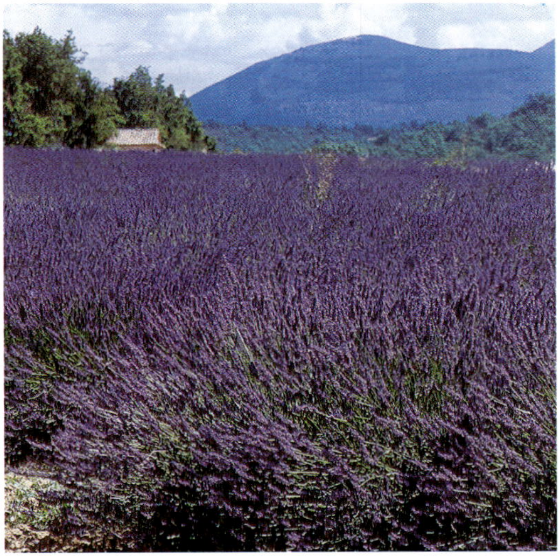

Die weiten Flächen mit blühendem Lavendel faszinieren jeden Besucher der Provence.

So hilft Speiklavendel Geist und Seele

In den folgenden Ausführungen beziehe mich auf das cineolreiche Öl des französischen Speiklavendels. Öle, insbesondere aus Portugal, aber auch aus bestimmten Regionen Spaniens, können einen hohen Ketongehalt (bis zu 50 %) und folglich eine extrem anregende Wirkung aufweisen. Daher ist bei Verwendung dieser Öle Vorsicht geboten! Vergleicht man die Inhaltsstoffe des Speiklavendels mit denen des Echten Lavendels, so stellt man fest, das beide wenig gemeinsam haben. Beim Speiklavendel (Grafik Seite 32) stehen der hohe Gehalt an stimulierendem Cineol und Ketonen (zum Beispiel Kampfer) im Vordergrund. Ihr Effekt wird durch die anregende Wirkung kiefernartiger Duftstoffe unterstützt. So erhält man ein starkes Team. Die Inhaltsstoffe wirken im Gehirn wie eine frische Brise. Sie regen den Geist an, fördern das logische Denken und sagen geistiger Lustlosigkeit und Müdigkeit den Kampf an.

Starkes Inhaltsstoff-Trio

Das Trio aus Cineol, Ketonen und kiefernartigen Duftstoffen ist unter an-derem auch dafür verantwortlich, daß anregende Botenstoffe wie das Dopamin alte Gedankenstrukturen lösen und die Psyche wieder ins Gleichgewicht bringen. Aber auch die durch Streß eventuell verringerte Konzentration eines anderen chemischen Botenstoffs, des Acetylcholins,

WICHTIG

Für Kinder ist der Speiklavendel nicht geeignet. Hier sollte man auf jeden Fall auf Cajeput (Öl des indonesischen Teebaums, der dem Speiklavendel ähnlich ist) ausweichen!

Inhaltsstoffe des Speik-lavendelöls im Modell

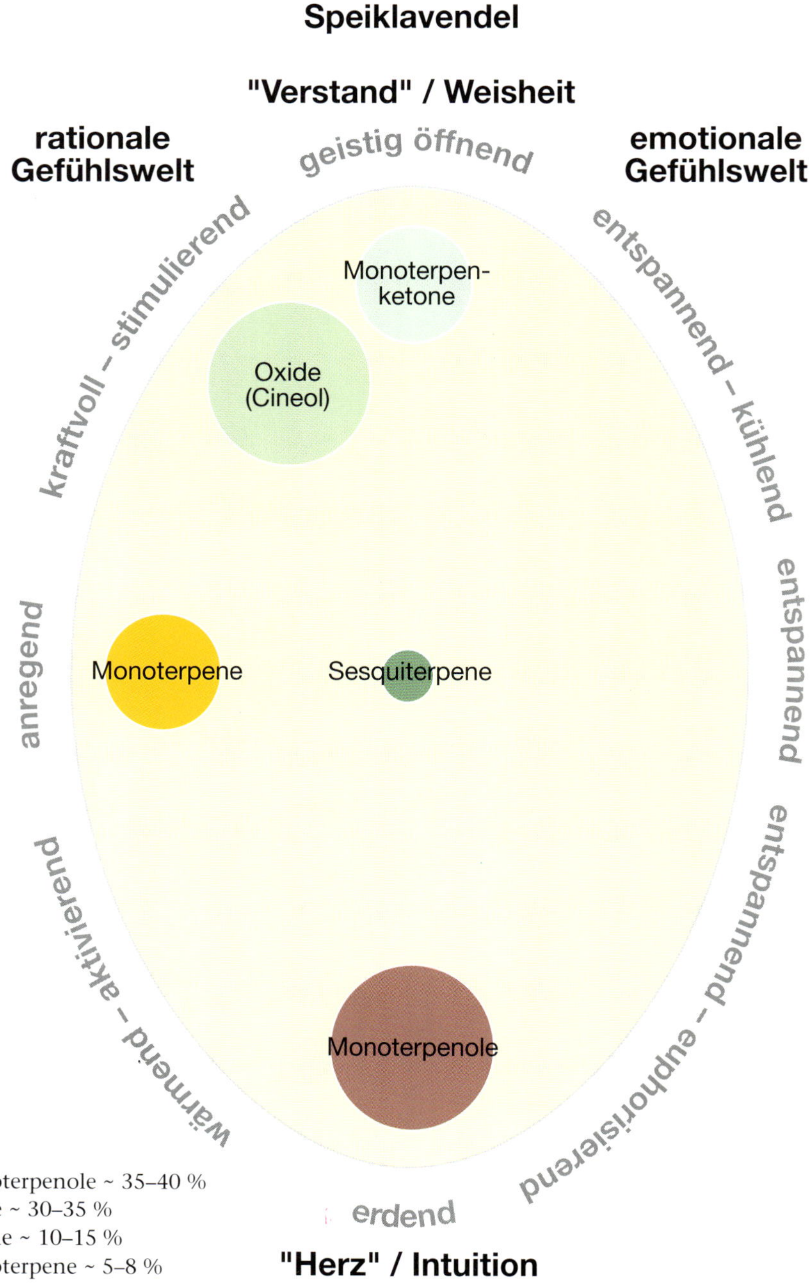

Monoterpenole ~ 35–40 %
Oxide ~ 30–35 %
Ketone ~ 10–15 %
Monoterpene ~ 5–8 %

Ähnliche Eigenschaften besitzt übrigens auch Rosmarin

kann durch Speiklavendelöl wieder erhöht werden. Wir benötigen Acetylcholin, um logisch zu denken, uns zu konzentrieren, für unsere Kritikfähigkeit und unser Urteilsvermögen. Das Öl des Speiklavendels fördert unsere Gedächtnisleistung, insbesondere im Zusammenhang mit Gehirntraining. Daher eignet es sich hervorragend für Mischungen, die unsere Lernfähigkeit anregen, wenn wir uns geistig nicht fit fühlen (Seite 75).
Die Monoterpenole, wie wir sie auch im Echten Lavendel finden können, verhindern, daß wir uns zu sehr von der Realität entfernen. Das Öl des Speiklavendels wirkt also sehr stark auf unseren mentalen Bereich.
Um auch unsere emotionalen Anteile positiv zu beeinflussen, mische ich das Öl des Speiklavendels grundsätzlich mit dem des Echten Lavendels. Damit habe ich bereits beste Erfahrungen sammeln können.

So hilft er dem Körper

Schöne Haut

Besonders eignet sich das Öl des Speiklavendels für die Pflege der fetten und schlecht durchbluteten Haut. Aber auch die normal empfindliche Haut profitiert vom Speiklavendel, insbesondere in Kombination mit »Echtem Lavendel«, da dieser die Haut regeneriert, festigt und deutlich glättet. Bei schuppender, juckender und fettiger Kopfhaut kann das Speiklavendelöl eventuell übermäßigem Haarausfall vorbeugen, da der Haarboden durch dieses ätherische Öl entgiftet und desinfiziert wird.

Haarausfall vorbeugen

Gegen Husten, Schnupfen, Heiserkeit

Wer kennt diese Symptome im Winter nicht: laufende Schnupfennase, trübe Augen und ein Blick voller Selbstmitleid. Geistig ist man alles andere als »gut drauf«, man möchte seine Ruhe und bloß nicht »Haltung« bewahren oder gar innere Stärke beweisen. Man sehnt sich nach einem ausgiebigen Schlaf, um dann zu neuen Taten ausholen zu können. In so einer Situation, aber auch, wenn man sich ausgelaugt und müde fühlt, bedeutet Speiklavendel für mich die wahre Rettung.

Erkältung bekämpfen

Als ausgezeichnetes Öl gegen Schnupfen, Husten, Heiserkeit löst es auch manch »seelischen Rotz«.

Achten Sie im Ausland auf den korrekten Namen

Der korrekte Name

Auch beim Speiklavendel sollte man die unterschiedlichen ausländischen Namen kennen (Seite 30), um eventuell unangenehmen Überraschungen vorzubeugen. Kürzlich telefonierte ich mit einer Dame, die von mir wissen wollte, warum sie nach einem Wannenbad mit Echtem Lavendel, den sie aus Frankreich mitgebracht hatte, so nervös und unruhig wurde. Durch Nachfragen meinerseits stellte sich heraus, daß sie nicht Echten, sondern Speiklavendel gekauft hatte.

Antimikrobielle Wirkung

Krankheitserreger werden vernichtet

Von allen Lavendelarten hat der Speiklavendel die stärkste antimikrobielle (gegen Bakterien, Viren, Pilze gerichtete) Wirkung, ohne aber die natürliche Darmflora zu schädigen. Heute ist wissenschaftlich belegt, daß Speiklavendel das Wachstum der Tuberkulosebakterien hemmt. Das Interesse der Mediziner am Speiklavendelöl dürfte gerade auf diesem Gebiet in näherer Zukunft wachsen, da es immer mehr Tuberkuloseerreger gibt, die gegen die heute eingesetzten Antibiotika resistent sind.

Auch bei anderen Beschwerden

Vor allem in der Begleittherapie von Atemwegserkrankungen, beispielsweise chronische Bronchitis, Lungenentzündung, kann das Speiklavendelöl erfolgreich eingesetzt werden: Cineol erleichtert das Abhusten, und die Ketone lösen den Schleim.

Speiklavendelöl mit Öl des Echten Lavendels mischen

Ähnlich wie Rosmarin stärkt der Speiklavendel das Herz. Aber Vorsicht: Er erhöht auch den Blutdruck. Speiklavendel- oder Rosmarinöl in Mischung mit Echtem Lavendelöl kann man auch ausgezeichnet in der Altenpflege einsetzen. Die Mixtur gibt den älteren Menschen geistigen Schwung, stärkt Herz und Kreislauf. Mit einer Mischung aus den Ölen von Echtem Lavendel oder Lavandin und Speiklavendel lassen sich auch Gelenkschmerzen, beispielsweise bei Rheuma, Arthrose oder Arthritis, lindern.

WICHTIG

In zu hohen Dosierungen auf der Haut und in der Duftlampe kann Speiklavendelöl als Einzelöl bei Menschen, die zu Krampfanfällen neigen, einen solchen Anfall provozieren.

Lavandin

Botanischer Name: *Lavandula hybrida*
Französisch: Lavande bâtarde (= Bastard)

Lavandin ist ein Hybrid

In den Gebieten, in denen sowohl Echter Lavendel als auch Speiklavendel beheimatet sind, also in Höhenlagen um 700 bis 800 m, wächst durch Insektenbestäubung eine natürliche, jedoch unfruchtbare Kreuzung beider Lavendelarten, der Lavandin, der die Eigenschaften vom Echten Lavendel und Speiklavendel in sich vereint. Durch Stecklingsvermehrung wurde Lavandin aus der natürlichen Kreuzung kultiviert. Gleichzeitig ging jedoch der Anbau von Echtem Lavendel stark zurück.

Es sind die unterschiedlichsten Lavandinsorten gezüchtet worden. Die drei wichtigsten sollen hier kurz vorgestellt werden.

Lavandin abrialis (benannt nach seinem Entdecker Abrial) ist die frischeste, belebendste und spritzigste Lavandinsorte. Er ähnelt dem Speiklavendel am meisten, denn er hat den höchsten Keton- (Kampfer-) (ungefähr 8 %) und Cineolgehalt (rund 8 bis 10 %) sowie die niedrigste Esterkonzentration (25 bis 30 %). Neben dem Öl des Lavandin super (siehe unten) ist das des Lavandin abrialis das teuerste und wertvollste. Es ist leider nur sehr schwer zu bekommen.

Der Lavandin grosso hat dicke Blüten

Beim *Lavandin grosso* erhält man die höchste Ausbeute an ätherischem Öl, das daher auch das preisgünstigste ist. Bezüglich der Konzentration seiner Inhaltsstoffe liegt es zwischen dem Öl von Lavandin abrialis und von Lavandin super.

Das ätherische Öl des *Lavandin super* ähnelt dem des Echten Lavendel am meisten. Aufgrund seines Estergehalts (40 bis 50 %) duftet es blumig. Von allen Lavendelarten weist das ätherische Öl des Lavandin super die geringste Cineol- und Keton- (Kampfer-)konzentration auf.

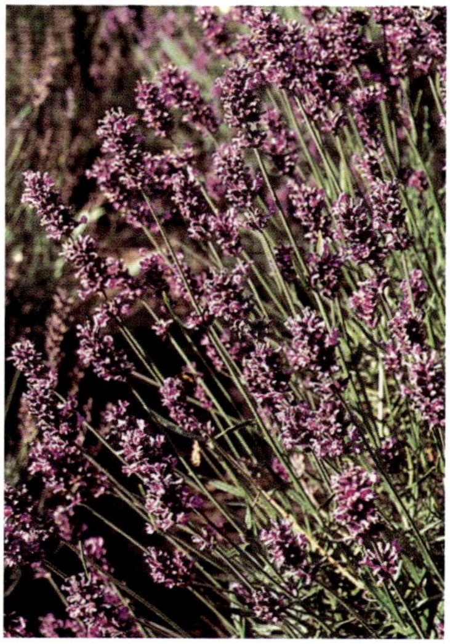

Ursprünglich entstand der Lavandin durch Insektenbestäubung aus Echtem Lavendel und Speiklavendel.

Aufgrund der mengenmäßigen Zusammensetzung seiner Inhaltsstoffe steht beim Lavandin super die entspannende Wirkung im Vordergrund. Das ätherische Öl eignet sich auch ausgezeichnet für Kinder.

Anbau, Gewinnung, Duft

Die Duftpalette des Lavandin ist sehr breit

Der Lavandin wird in großen Plantagen hauptsächlich in Südfrankreich – in der Provence und Corbière – angebaut. Weitere Anbaugebiete sind Tasmanien, Italien, Spanien und England. Die blühende Pflanze wird Anfang August geerntet. Die Ausbeute an ätherischen Ölen nach Destillation beträgt ungefähr 1 bis 2 %. Leider kennen wir auch beim Lavandinöl Verfälschungen und gestreckte Öle. Jedoch gibt es inzwischen immer mehr Öle von ausgezeichneter Qualität.
Die Duftpalette des Lavandinöls reicht – abhängig von der Komposition der Inhaltsstoffe – von frisch-krautig bis blumig-krautig. Beim für uns typischen Lavendelduft haben wir meistens den Lavandinduft vor unserem Geruchsgedächtnis. Lavandinöl wird in der Parfümindustrie zur Parfümierung von Seifen und Schaumbädern verwendet. In Kombination mit Zimt- und Geraniumölen entsteht der typische »Palmolivduft«.

Gutes für die Psyche

Mit Lavandin heilen kleine Wunden schneller

In der Aromatherapie wurde das Lavandinöl lange Zeit als minderwertiges Öl betrachtet. Aber unsere Erfahrungen (Forum Essenzia, Seite 92) mit guten Lavandinölen haben uns sowohl im klinischen und häuslichen Bereich als auch in der Praxis eines besseren belehrt. Ein reines Lavandinöl hat ausgezeichnete therapeutische Eigenschaften und sollte in keinem Haushalt fehlen, vor allem wenn Sie Kinder haben. Denn es ist bei kleinen Verletzungen hilfreich. Steht beim Lavendelöl mehr die körperliche und seelische Entspannung im Vordergrund, so sorgt der Lavandin durch seine gehirnaktivierenden Substanzen für mehr Klarheit in der Psyche, wobei auch die Entspannung nicht fehlt. Die hohe Konzentration von Cineol und Kampfer sorgen für körperliche und geistige Vitalität, der hohe Estergehalt glättete die Wogen der Gefühle. Beruhigend-entspannend führen uns die Ester in die eigene Mitte, besänftigen

Körperlich und geistig vital

Inhaltsstoffe des Lavandinöls im Modell.

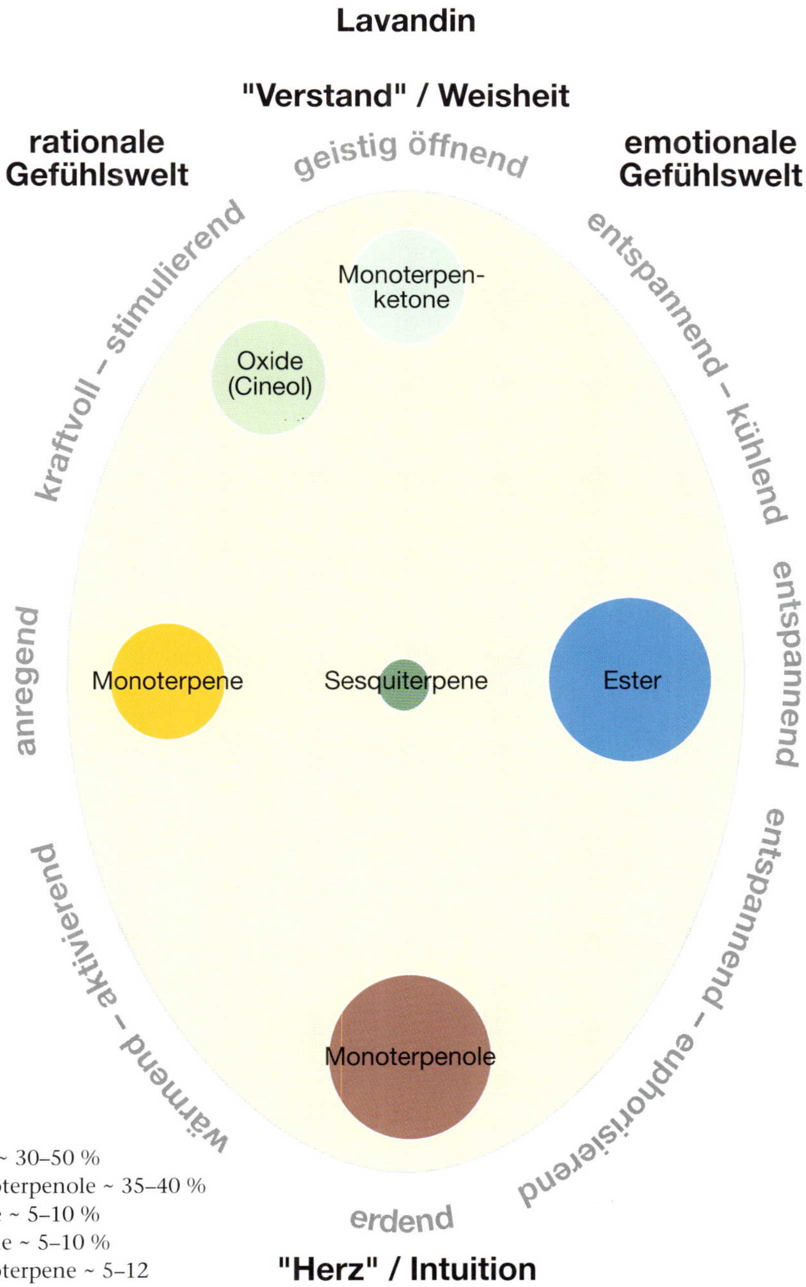

Ester ~ 30–50 %
Monoterpenole ~ 35–40 %
Oxide ~ 5–10 %
Ketone ~ 5–10 %
Monoterpene ~ 5–12

TIP!

Das Lavandinöl ist sehr mild, es kann deshalb kurzfristig auch höher dosiert werden (10 bis 20 Tropfen auf 10 ml Pflanzenöl).

Gefühle wie »himmelhoch jauchzend, zu Tode betrübt«, und lösen rasch seelische Spannungen, die zu Fehlreaktionen führen können.
Der hohe Gehalt an Monoterpenolen (30 %) sorgt dafür, daß man schnell »wieder auf den Boden der Tatsachen zurückfindet«. Sie helfen bei »gebrochenem« Herz, trösten beim Abschiedsschmerz und reduzieren die Menge der Streßhormone. Das Cineol und die Monoterpene verstärken die Fähigkeit zur Einsicht, die Ketone sorgen für einen klaren Verstand (Grafik Seite 37).

Seelische Spannungen lösen

Gegen Angst und Spannung

Der Lavandin wächst im Gegensatz zu dem »einzelgängerischen Wildlavendel« ausgezeichnet auf riesigen Feldern. Robust und resistent gegen zahlreiche Krankheiten setzt er sich auch auf engstem Raum durch. Diese Kraft und Vitalität scheint er insbesondere an die Menschen weiterzugeben, die sich leicht einschüchtern lassen, zurückhaltend sind, enge Räume, Gedränge und Menschenansammlungen meiden.
Lavandin versorgt uns mit einer interessanten Kombination aus psychisch belebenden und entspannenden Stoffen. So eignet sich das Lavandinöl sehr gut für ängstliche Kinder. Er hilft ihnen, schwierige Situationen im Kindergarten oder in der Schule gut zu überstehen, sie werden gelassener (Seite 78). Eine Fuß- oder Bauchmassage mit Lavandinöl wirkt Wunder. Sie fördert das Vertrauen und die Liebe unendlich.

Wenn Kinder Angst haben

Doch Lavandinöl verleiht uns nicht nur Gelassenheit, sondern gibt uns auch den nötigen Schwung, den streßreichen Alltag gut zu bewältigen. Leicht kreislaufanregend und entspannend-entkrampfend hilft es schnell, unangenehme Situationen zu überbrücken: einige Tropfen Lavandinöl auf ein Tuch geben und tief durchatmen, oder auf die Innenhand 1 bis 2 Tropfen Lavandinöl geben und inhalieren. Lavandinöl wirkt regulierend auf das vegetative (das nicht durch den Willen beeinflußbare) Nervensystem und löst auf diese Weise die streßbedingte Anspannung.

Tief inhalieren

Lavandinöl kann auch als »Erste Hilfe« bei Panik (Seite 71) eingesetzt werden.

So hilft Lavandinöl dem Körper

Herz-Kreislauf-Tonikum

Im Gegensatz zum ätherischen Öl des Echten Lavendel ist Lavandinöl ein gutes Herz-Kreislauf-Tonikum. Es reguliert niedrigen Blutdruck und stärkt das Herz. Seine schmerzlindernde Wirkung wurde wissenschaftlich bestätigt. Es reduziert Schmerzen beispielsweise im Finger- und Kniegelenk sowie im Rücken. Dieser Effekt wird durch die entzündungshemmende Eigenschaft des Lavandinöls verstärkt. Außerdem wirkt es entkrampfend. Aufgrund seiner entzündungshemmenden, regenerierenden und keimtötenden Wirkung eignet es sich gut zur Behandlung kleinerer Wunden, Schnitte und Stiche. Es stärkt das Immunsystem und verfügt über antivirale sowie antibakterielle Eigenschaften. Deshalb kann es sowohl zur Vorbeugung (Fußmassagen, Seite 81) als auch zur unterstützenden Behandlung grippaler Infekte eingesetzt werden.

Schopflavendel

Langwieriger Anbau

Botanischer Name:	*Lavendula stoechas*
Englisch:	Arabien lavander, French lavander
Französisch:	Stochas arabique
Italienisch:	Steca
Spanisch:	»Romero Santo« (Heiliger Rosmarin)
Sonstige Namen:	Welscher Lavendel

Der Duft erinnert an Rosmarin

Im Gegensatz zu den anderen Lavendelarten, die kalkhaltige Böden bevorzugen, ist Schopflavendel als Wildpflanze auf sandigen Böden in den mediterranen Küstenländern zu finden. Der 20 bis 40 cm hohe Halbstrauch mit seinen violett-rosa Blüten verströmt einen intensiven balsamartigen Duft.

WICHTIG

Schopflavendel sollte immer mit Echtem Lavendel gemischt werden: 1 Tropfen Schopflavendel- und 4 Tropfen Lavendelöl.

Ein bißchen Geschichte

Man nimmt an, daß der Schopflavendel im Altertum durch griechische Kolonisten aus Kleinasien nach Südfrankreich eingeführt

Die Pflanze des Schopflavendels ist relativ klein. Die Blüten haben eine dunkelviolette Farbe.

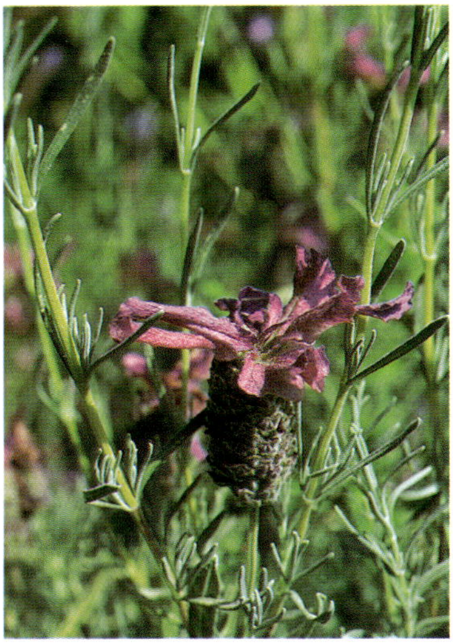

wurde. Schon damals spielte der hochwirksame Schopflavendel in der Volksmedizin eine größere Rolle als der Echte Lavendel. Lavendelblüten – sehr wahrscheinlich handelte es sich um Schopflavendel – wurden in Südfrankreich bei den weisen Frauen, den Hexen, gerade zur Mittsommerzeit gerne als Räucherwerk genutzt. Durch Einatmen des Rauchs wurden tranceähnliche Zustände erzeugt, in denen die Hexen die belebte und unbelebte Natur sowie den Menschen meditativ besser erfassen und damit dem Kranken ganzheitlich besser helfen konnten.

Hoher Ketongehalt

Aus den Blüten des Schopflavendels gewinnt man ein kraftvolles Öl mit warmem, belebendem, kampferähnlichem Duft. Das ätherische Öl des Schopflavendels zeichnet sich durch einen besonders hohen Ketongehalt aus (etwa 80 %!) und gehört deshalb in die Hände erfahrener Therapeuten (Grafik Seite 41)! In geringer Dosierung wirken diese hochaktiven Ketone klärend und belebend, aber trotzdem entspannend. Dabei wird der Gehirnstoffwechsel angeregt.

Schopflavendelöl für den Körper

Bei einer Erkältung zu Schopflavendel greifen

Indikationen für das Schopflavendelöl sind Asthma bronchiale, Bronchitis und Erkältungskrankheiten – die Ketone besitzen eine ausgezeichnete schleimlösende (mukolytische) Wirkung. Das kräftige ätherische Öl des Schopflavendels unterstützt – wie übrigens auch die Öle von Lavendel, Lavandin oder Geranium – die Narbenbildung, die Wundheilung und die Regeneration der Haut.

WICHTIG

In hoher Konzentration, wie sie im Schopflavendel zu finden ist, können Ketone bei Überdosierung nach äußeren Einreibungen oder Einnahme Krampfanfälle auslösen. Sie schädigen das Nervensystem und können bei Schwangeren zu einem Abgang führen.

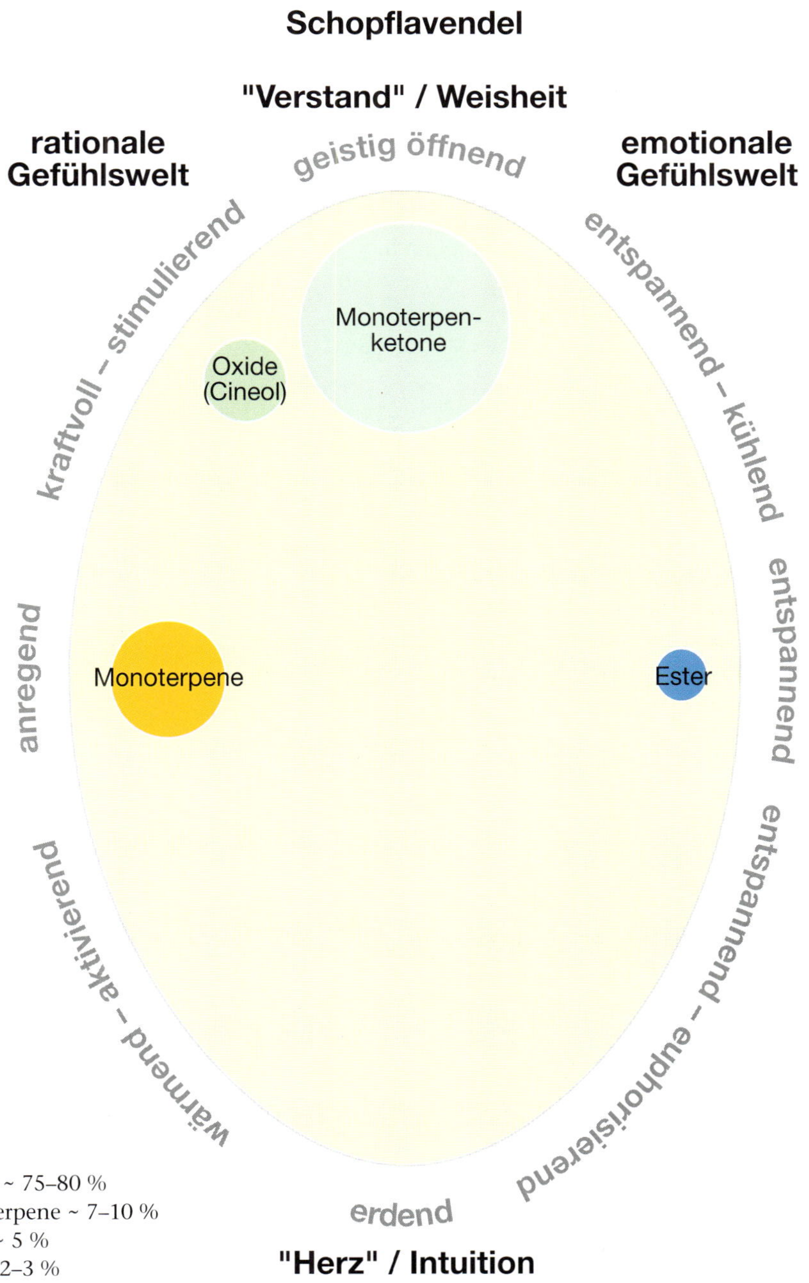

Die Inhaltsstoffe des Schopflavendelöls.

Ketone ~ 75–80 %
Monoterpene ~ 7–10 %
Oxide ~ 5 %
Ester ~ 2–3 %

Teebaumöle

Tea-Tree/Teebaum

Australischer Teebaum

Botanischer Name:	*Melaleuka alternifolia*
Weitere Namen:	Tea-Tree (international)
Pflanzenname:	Teebaum, Tea-Tree
Familie:	Myrtaceae (Myrtengewächse)

Teebaum ist sehr widerstandsfähig, er wächst auf kargem Boden.

»Wir besitzen nicht das Land, das Land besitzt uns. Das Land ist meine Mutter, meine Mutter ist mein Land.« Dieses Sprichwort der Aborigines ging mir durch den Kopf, als ich nach einer mehrtägigen Tour in der Wüstenregion von Alice Spring in Zentralaustralien auf meinem Schlafsack lag und in den unbeschreiblich schönen Nachthimmel blickte. Über mir funkelte das »Kreuz des Südens«, und ich teilte mir mit Tausenden von Ameisen friedlich den Boden dieses uralten Kontinents. In unmittelbarer Nähe wuchs ein Teebaum, der seinen würzigen Duft verströmte. Über ganz Australien verteilt gibt es mehr als 300 Varietäten, von denen viele für Heilzwecke verwendet werden. Sein berühmter Bruder wächst im Nordosten von Australien, im Sumpfgebiet von Neusüdwales.

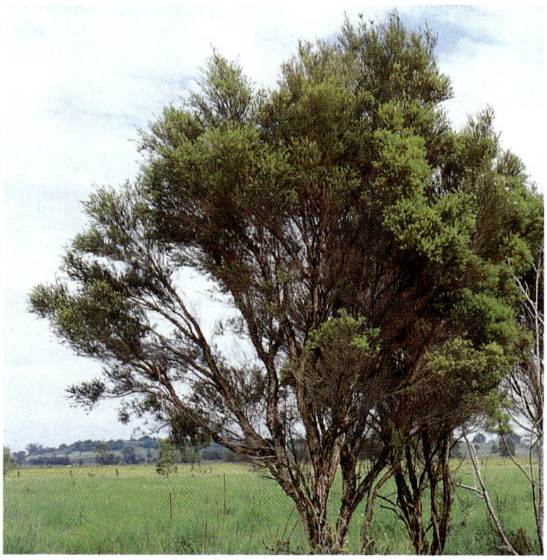

Unsere heilige Welt – die Traumzeit

Der Busch: faszinierende Natur

Wenn man tagelang bei Gluthitze viele Kilometer durch den australischen Busch gelaufen ist, kann man sich der großartigen belebten und unbelebten Natur nicht mehr entziehen. Ich versuchte ein wenig, die magische und mystische Welt der Aborigines zu erfassen, die mit westli-

Die Welt der Aborigines

cher Logik nicht zu erklären ist. Menschen, die keine Kriege führen, keinen Landbesitz, aber ein ganz besonderes Verhältnis zur Natur haben. Hier spielt der Teebaum in den Mythologien und als Heilpflanze eine besondere Rolle. Auch wir sollten etwas mehr Respekt und Achtung vor der Natur haben, wenn wir ein Fläschchen mit Teebaumöl in den Händen halten.

In der Vorstellung der Aborigines erklärt die »Traumzeit« oder der »Traum«, wie die Welt entstanden ist. Sie stellt den Anfang allen Wissens dar. Die Traumzeit hat nichts mit Träumen zu tun, sie ist Wirklichkeit. Sie ist die vergangene Zeit der Vorfahren, die aus der Erde, als sie erschaffen wurde, mit unheimlicher Kraft auftauchten. Die übernatürlichen Wesen wanderten über die unfruchtbare Erde und haben während ihrer Reise Landschaften, Pflanzen, Tiere und auch die Menschen erschaffen. Sie alle sind direkte Nachkommen der »Traumzeitvorfahren«. Anschließend kehrten die mystischen Urzeitwesen erschöpft in die Erde zurück. Manchmal haben sich die Geister in Landschaften, Felsen oder auch Bäume verwandelt, die dann zu heiligen Plätzen wurden. Von der Traumzeit her leiten sich die Gesetze der Aborigines ab, aber auch ihre Achtung vor der belebten und unbelebten Natur.

Die Aborigines haben ihre eigenen Vorstellung von der Entstehung der Welt.

Der Medizinmann kümmert sich um die Seele

Der australische Medizinmann ist die Schlüsselfigur zur Aborigines-Kultur. Seine Tätigkeit beschränkt sich nicht so sehr auf die Heilkunde, sondern auf schamanische Aufgaben – der »Psychotherapeut«, der Kontakt zur Geisterwelt hatte. Er war mehr für seelische Erkrankungen zuständig und sorgte für die soziale Ordnung. Ihm zur Seite standen ältere Frauen, Heilerinnen, die besonders in der Buschmedizin bewandert waren und für die Gesundheit der Sippe sorgten. Dies erinnert an unsere Kräuterfrauen, die Hexen, aus vergangenen Zeiten.

Der Medizinmann ist für die Psyche zuständig

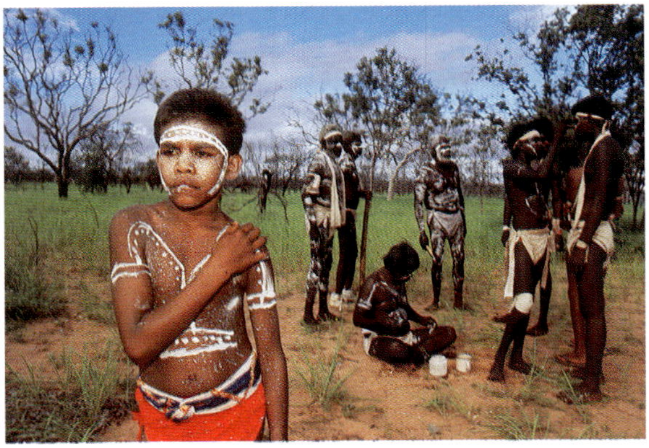

Für jede Krankheit den passenden Teebaum

Große Heilkraft

Wie bei vielen anderen Heilpflanzen kann auch beim Teebaum die Zusammensetzung der Inhaltsstoffe und damit die jeweilige Wirkung variieren. Äußerlich sind diese »Chemotypen« nicht voneinander zu unterscheiden. Beim Zerreiben der Blätter wird der Unterschied jedoch deutlich. Duften sie stark nach Eukalyptus (wegen des hohen Cineolgehalts), werden sie bei Atemwegserkrankungen eingesetzt. Wogegen die milder duftenden Blättchen sich eher zur Wundbehandlung eignen. Zu diesem Zweck werden die Blätter zerrieben und in Lehmpackungen wie eine Art Umschlag auf die Verletzungen gegeben. Alle Melaleuka-alternifolia-Arten haben eine große Heilkraft. Besonders bewährt und durch viele wissenschaftliche Untersuchungen belegt, hat sich eine Spielart, die wenig Cineol (etwa 5 %) hat und sich durch einen hohen Monoterpenolgehalt auszeichnet.

Heilkunde und Mystik

Mystische Kraft

Aromatischen Kräutern oder gerade den aromatischen Bäumen wie Eukalyptus und Teebaum wurde und wird eine starke mystische und heilende Kraft zugesprochen. Beim Stamm Bundjalung, der in der Gegend von Bungawalbyn Creek im Nordosten von Neusüdwales beheimatet ist, spielt der Teebaum, der bei uns auch zu therapeutischen Zwecken verwendet wird, eine bedeutende Rolle – als Heilpflanze und in den Mythologien. Die Mitglieder des Bundjalung-Stamms verwenden den Teebaum zur Behandlung von Schnitte, Wunden und den unterschiedlichsten Hautinfektionen. Die Haut, als Eintrittspforte für Krankheitserreger, ist in dieser sumpfig schwülheißen Gegend besonders gefährdet, da sich auch kleine Verletzungen schnell zu eitrigen, schwärenden, schlecht heilenden Wunden entwickeln.

Anbau, Duft, Gewinnung

Anbau auch in Plantagen

Während meines Aufenthalts in Australien hatte ich zum ersten Mal die Möglichkeit, eine Teebaumplantage mit biologisch kontrolliertem Anbau zu besichtigen. Vor mir breiteten sich unendliche, riesige Felder, gleich Baumschulen, mit »Teebäumchen« aus. Zwar

Schonende Destillation bei niedriger Temperatur

wird der Teebaum normalerweise bis zu 8 m hoch, doch geerntet wird die Pflanze, wenn sie ungefähr 1,50 m hoch ist.
In modernsten Destillationsanlagen wird hier auf schonende Art bei niedriger Temperatur Teebaumöl gewonnen. Für 1 Liter Öl benötigt man rund 50 bis 70 kg Blätter und Zweige. Dieses kostbare Öl hat einen so warmen und krautigen Duft, wie ich ihn bis jetzt selten gerochen habe. In Verdünnung kommt sein krautig frischer und erdiger Duft voll zum Tragen und ist auch in Mischungen nicht so dominant wie der übliche »medizinische« Duft des Teebaums.
In dieser Plantage wird seit kurzem eine neue, zitronig-frisch duftende Teebaumart gezogen – Melaleuka citrate. Ihr Duft erinnert an den von Lemongras oder Litsea, ein Loorbeergewächs (Seite 18, 19).

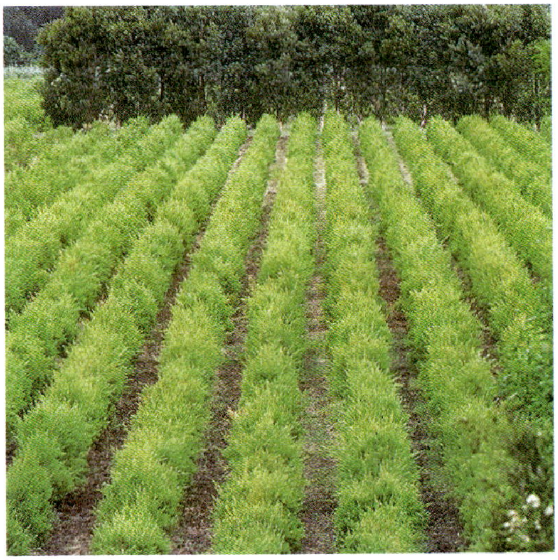

Eine neue Teebaumart wird jetzt in Australien gezüchtet.

Qualität hat ihren Preis

Entscheidend für ein Teebaumöl mit hoher Qualität ist eine schonende Destillation. Sie verhindert, daß sich zu viele Abbauprodukte (Peroxide) bilden, die für Hautreizungen bis hin zu Allergien verantwortlich sind. Die schonende Destillation führt zu einem Öl mit weichem, harmonischem Duft. Inzwischen gibt es auch bei uns auf dem Markt angenehm riechende und wertvolle Teebaumöle von ausgezeichneter Qualität.
Die schonende Destillation führt zu einer geringeren Ausbeute. Deshalb sind Teebaumöle von hoher Qualität relativ teuer. Billigangebote beinhalten meist Öle minderer Qualität. Hier ist äußerste Vorsicht geboten!

Vorsicht bei Ölen minderer Qualität!

Natürlich sollten die Öle auch rückstandsfrei sein, was durch Selbstkontrolle und Zertifikate des Herstellers dokumentiert wird. Kaufen Sie nur reine Qualitätsöle, also keine Vermischungen verschiedener Chargen unterschiedlicher Melaleuka-Arten.

Ein stimulierendes Quartett

Starker Effekt auf die Psyche

Das Teebaumöl ist aus der Aromatherapie nicht mehr wegzudenken. Seine vielfältige Wirkung bei körperlichen Beschwerden ist bekannt und auch wissenschaftlich nachgewiesen. Weniger bekannt jedoch ist sein eindrucksvoller Effekt bei psychischen Problemen.

Vitalität durch hohen Monoterpenolgehalt

Die Kombination der Inhaltsstoffe Monoterpenole und Monoterpene im Teebaumöl zeigt eine gewisse Ähnlichkeit mit dem ätherischen Öl des Majorans, dem »Pflänzchen Wohlgemut«. Ähnlich wie beim Majoran finden wir auch im Teebaumöl eine hohe Konzentration des Monoterpenols Terpinen-4-ol (35 bis 40 %; Grafik Seite 47), das die Durchblutung und Entgiftung der Nieren fördert, ohne sie zu reizen. Außerdem regt es die Harnausscheidung an, ohne jedoch Minerale auszuschwemmen. Was hat dies aber mit der Psyche zu tun? Durch diese harntreibende Wirkung werden vermehrt giftige Substanzen aus dem Körper ausgeschieden, die, falls sie ins Gehirn gelangen, zu Lust- und Antriebslosigkeit führen können. Beide Eigenschaften sind typische Kennzeichen des Morgenmuffels, der mit leicht geschwollenen Augen und leerem Blick morgens irgendwie neben sich steht und gereizt auf morgendliche Betriebsamkeit oder gar Fröhlichkeit reagiert.

Ideal für Morgenmuffel

Monoterpenole können aber noch mehr. Durch ihre tonisierende Wirkung auf das Nervensystem verursachen sie einen Zustand natürlicher Spannung. Ganz sanft führen sie uns auf den Boden der Realität zurück. Sie sorgen für eine bodenständige Fröhlichkeit, lassen uns »von Herzen lachen« und fördern die Intuition.

Unterstützt werden die Monoterpenole durch Monoterpene (typische Inhaltsstoffe der Nadelhölzer), deren Anteil im Teebaumöl 40 bis 50 % beträgt. Diese gehirnaktiven, anregenden Substanzen gehen über die Nase oder die Haut sofort ins Gehirn. Sie geben uns Lebensfreude und stärken die seelischen Abwehrkräfte. Geistig stimulierend helfen sie bei Angstzuständen und psychischem Ungleichgewicht, vor allem wenn man sich schwach und mutlos fühlt. Monoterpene regen die Noradrenalin-Produktion leicht an. Noradrenalin gehört wie Dopamin zu den chemischen Botenstoffen. Es wird bei Streß verstärkt ausgeschüttet. In der physiologisch

Mehr Mut und Lebensfreude

Die Inhaltsstoffe des Teebaumöls im Modell.

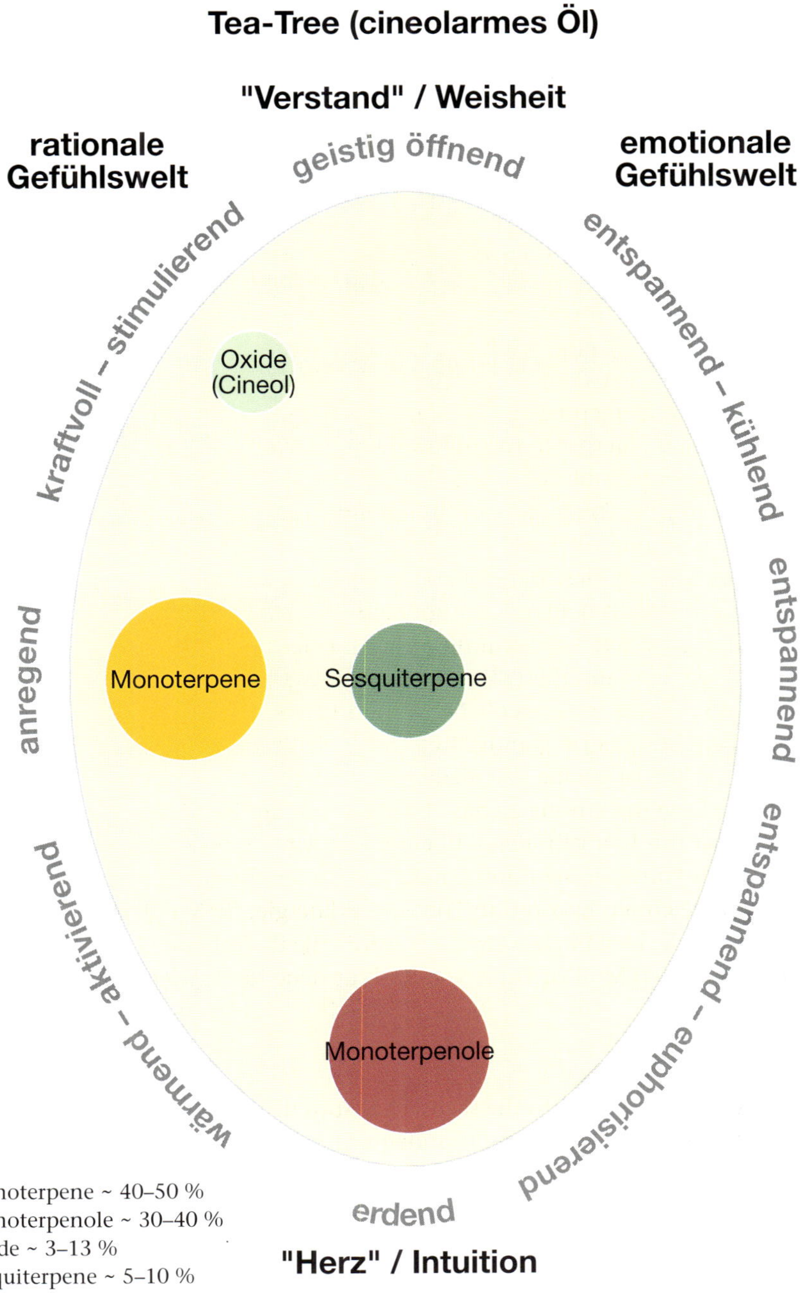

Monoterpene ~ 40–50 %
Monoterpenole ~ 30–40 %
Oxide ~ 3–13 %
Sesquiterpene ~ 5–10 %

In geringer Dosierung die größte Wirksamkeit

richtigen Konzentration gibt Noradrenalin Energie, es erhöht Konzentration, Denkfähigkeit, Lebenslust und Kreativität. Ein Noradrenalin-Mangel hat dagegen Müdigkeit, Apathie, reduzierte Entschlußkraft zur Folge, die sich oft auch in einer schlaffen Körperhaltung zeigt.
Als dritter wichtiger Inhaltsstoff kommt jetzt noch Cineol dazu, das auch in geringer Dosierung als geistiges Stimulans wirkt. Die vierte wichtige Substanzgruppe sind die Sesquiterpene. Sie stabilisieren unser Nervensystem und schützen es vor übermäßigen Reizen.

Zu wem und welcher Situation paßt Teebaumöl?

Der Teebaum ist ein robuster und widerstandsfähiger Baum. Seine zarten hellgrünen Blätter liefern ein sehr kräftiges Öl. Kein Wunder, daß das Teebaumöl wunderbar zu zartgliedrigen, äußerlich schmalen, aber zähen Menschen mit starkem Willen paßt.
Wegen seiner stimulierenden Wirkung sollte das Teebaumöl eingesetzt werden, wenn man sich traurig in sich zurückzieht. In solchen Situation fehlt die Energie, um sich selbst aus einem Seelentief zu ziehen. Es kommt verstärkt zu Lebens- und Trennungsängsten. Körperlich kann dieser Zustand zu Harnwegserkrankungen führen – die Situation »geht an die Nieren«. Ein eingefleischter Teebaum-Fan berichtete mir folgende Situation: »Die Kinder sind aus dem Haus, die Ehe ist gerade geschieden, und ich mußte aus dem Haus in eine Etagenwohnung ziehen. Das geht mir an die Nieren. Teebaumöl hat mir hier geholfen.« In einer Zeit, wo Trennungen, Lebens- und Zukunftsängste immer mehr zunehmen, ist das Teebaumöl ausgezeichnet. Es sorgt für Power und Energie, für Vitalität und Lebensfreude, es stärkt die eigene Persönlichkeit. Teebaumöl hilft, den seelischen Müll zu entsorgen und für neue Ideen wieder Platz zu schaffen.

Fallbeispiel

So hilft Teebaumöl dem Körper

Starke antibakterielle Wirkung

Die antibakteriellen Eigenschaften des Teebaumöls sind sehr gut erforscht. Verantwortlich für die breite Wirksamkeit des Öls gegen unterschiedliche Bakterien ist die Kombination von 40 bis 45% Monoterpenolen und bis zu 45% Monoterpenen. Eine große Rolle spielt das Teebaumöl in der Behandlung von Harnwegsentzündun-

Gegen Harnwegserkrankungen

gen, die mit anderen Mitteln in der Regel nur schwer zu therapieren sind. Terpinen-4-ol wirkt diuretisch, das heißt entgiftend und harntreibend, ohne dabei wertvolle Mineralstoffe auszuschwemmen (Seite 80). Diese besondere auch als »aquaretisch« bezeichnete Eigenschaft hat es synthetischen Diuretika voraus. Außerdem entkrampft Teebaumöl die Muskulatur der Harnwegsorgane und lindert Schmerzen.

Gutes für die Haut

Nicht pur auf die Haut geben

Bei schlecht heilenden Wunden, Akne und Furunkeln zeigt Teebaumöl in Mischungen, zum Beispiel mit Lavendelöl und/oder Manukaöl, seine ausgezeichnete Wirkung. Mückenstiche werden mit Teebaumöl gelindert, vor allem, wenn man das Öl mit Lavendelöl mischt, das die Entzündung hemmt und den Juckreiz stillt.
Zur Zeit findet man zahllose Kosmetikprodukte, die Teebaumöl enthalten. Oft sind die Konzentrationen recht hoch, so daß sich viele durch den Geruch belästigt fühlen. Ich rate davon ab, Teebaumöl pur oder hoch dosiert auf die Haut zu geben, da es diese leicht austrocknet und es zu Hautreizungen kommen kann. In Kombination mit Lavendelöl erziele ich jedoch ausgezeichnete Ergebnisse.

Wundermittel Teebaumöl?

Wirksam, aber kein Allheilmittel

Zwar ist die umfassende Wirkung des Teebaumöls auf körperliche Beschwerden verblüffend, doch ist es nicht, wie vielfach zu lesen ist, ein Wunder- und Allround-Mittel gegen alles und jedes. Zu Recht mehren sich hier kritische Stimmen. Oft wird das Öl auch als besonders hautfreundlich beschrieben, das auch pur in größeren Mengen auf die Haut aufgetragen werden kann. Dies stellt inzwischen ebenfalls ein Problem dar. Zunehmend wird über diverse Hautreaktionen berichtet. Durch seinen hohen Monoterpengehalt (etwa 50 %) sollte es, insbesondere bei empfindlicher Haut, nur verdünnt oder in Mischungen mit anderen ätherischen Ölen verwendet werden. Vor allem Kinder sollten immer Mischungen wie Teebaum- und Lavendelöl bekommen. Gerade in Verdünnungen ist Teebaumöl viel effektiver und ohne Nebenwirkungen.

Manuka – »Neuseeländischer Teebaum«

Botanischer Name:	*Leptospermum scoparium*
Pflanzenname:	Tea-Tree, Red Manuka,
Maorinamen:	Manuka, Kahikatoa
Weitere Namen:	»Südseemyrte«
Familie:	Myrtaceae (Myrtengewächse)

Der Duft des Manukaöls entfaltet in Mischungen eine sinnliche Note.

Ich betrachte auf der Fensterbank einen kleinen Manukabusch, den ich kürzlich in einer Gärtnerei gekauft habe. Dort wurde er unter dem Namen »Südseemyrte« angeboten. Der Busch ist mit kleinen hellrosa Blüten übersät. Ich zerreibe die winzigen Blättchen zwischen meinen Fingern und atme tief den würzig-aromatischen Duft des neuseeländischen Teebaums ein.

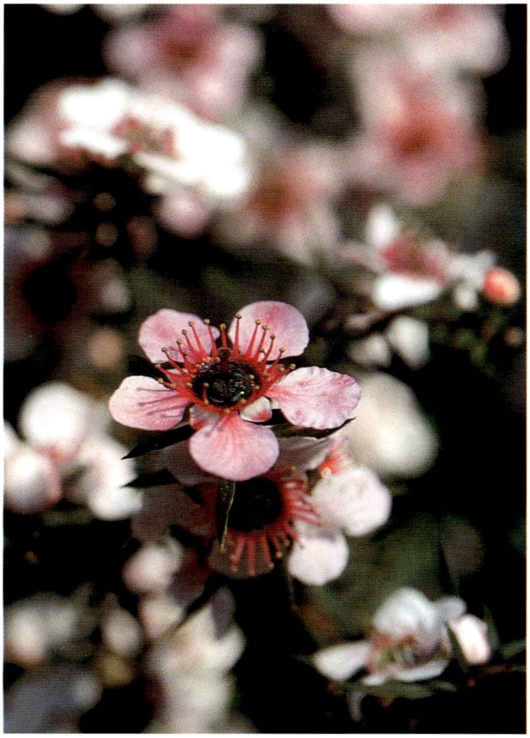

Mein Geruchsgedächtnis entführt mich auch gleich nach Neuseeland mit seinem grünen Farmland, den paradiesischen Südseestränden, Kraterlandschaften, Vulkanen und Geysiren, die sich mit undurchdringlichen Urwäldern abwechseln – eine für mich faszinierende Landschaft.

Neuseeland – das Land der Maoris

Auf den Spuren der »Kinder des Nebels«

Meine Gedanken wandern in die Heimat der »Kinder des Nebels«, ein Stamm der Maoris, der Ureinwohner Neuseelands. Ihre Heimat ist der wenig erschlossene, schwer zugängliche Urewera-Nationalpark. Hier lernte ich auch den in Europa noch weit-

Heilmittel der Maoris

gehend unbekannten Manukabaum mit seinem würzigen ätherischen Öl kennen. Den Maoris war und ist das Land, die belebte und unbelebte Natur, heilig. Ihr Glaube sieht in jedem Lebewesen eine verwandte Seele. Mein rationales Weltbild geriet hier langsam ins Wanken. Nichts stimmte mehr. Es war eine Woche, die mein Leben, meine Einstellung zu Pflanzen, zur Natur, aber auch zu den Menschen, entscheidend geprägt und verändert hat.

Die Maoris und ihre Geschichten

Unsere kleine Gruppe wurde von den Maoris in tagelangen Wanderungen zum Heiligen Berg begleitet. Wir waren überwältigt von ihrer Gastfreundschaft. Die große Freundlichkeit und Herzlichkeit berührten uns zutiefst. Geschlafen wurde im Freien oder auf Matratzen auf dem Fußboden der Versammlungshäuser der Maoris. Sie sind neben Kommunikationszentren auch heilige Bezirke, die dementsprechend respektiert werden müssen. Da ich nachts nicht schlafen konnte, horchte ich auf die vielfältigsten Schnarchgeräusche, denn »man läßt seine Gäste nicht allein schlafen«.
Die Maoris, ein Volk ohne Schrift, liebt deftige Geschichten. Hier erfuhr ich am Lagerfeuer die Bedeutung des Namen des »Urewera Parks«, nämlich »Brennender Penis«: Ein Maorihäuptling soll während des Schlafs dem Lagerfeuer mit seinem empfindlichsten Körperteil zu nahe gekommen sein. Bei dieser Erzählung schüttelten sich die Maoris vor Lachen.

Die Maoris lieben Geschichten

In diesen Tagen und stundenlangen nächtlichen Gesprächen erfuhr ich viel über Heilpflanzen, Mythen und Legenden der Maoris. Meine Sinne waren inzwischen geschärft, beinahe überreizt. War es die Umgebung, die Stille und Mächtigkeit des unendlichen Urwalds, mit dem man sich hautnah auseinandersetzen muß? War es das Gemeinschaftsleben rund um die Uhr, Schulter an Schulter? Langsam entwickelte ich ein Gespür für die grandiose Natur mit ihrem Pflanzenreichtum und ansatzweise die Lebens- und Denkweise der Maoris.

Großartige Lehrmeister

Von Deril, dem heilkundigen Maori, habe ich viel gelernt. Aber auch meine ätherischen Öle fanden nach stundenlangen Märschen durch den Urwald in Form von Fußmassagen viel Anklang. Die erotischen Geschichten von anderen ätherischen Ölen wie Sandelholz-, Rosen-, Muskatellersalbei- und Ylang-Öl waren, wie sollte es

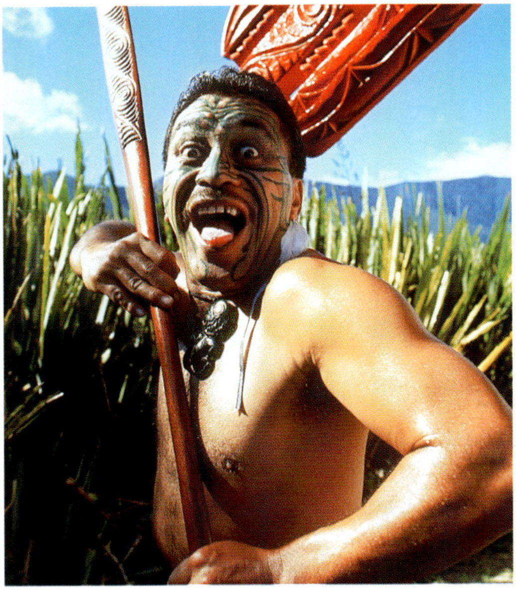

anders sein, der Hit. Diese Mischung, die ich als kleines Gastgeschenk verteilte, war wohl recht wirkungsvoll.

Der Manukabaum – ein Überlebenskünstler

Ursprungsland des Manuka ist Australien

Nach einer Nacht im Busch war eines Morgens die Luft von einem wunderbaren honigartigen Duft erfüllt. Vor uns breiteten sich riesige Manukawälder aus. Die Bäume waren überschüttet von zahllosen weißen, kleinen Blüten.

Die zähen, anspruchslosen Manukabäume kommen ursprünglich aus Australien. Sie sind regelrechte Überlebenskünstler. Wie Unkraut wuchern sie auf den unterschiedlichsten nährstoffarmen und sauren Böden in großen Höhen, auf Meereshöhe und selbst in aktiven Vulkangebieten.

Manuka ist ein traditionelles Heilmittel der Maoris. Sie verwenden verschiedenste Pflanzenteile.

Für die Maoris stellt der Manukabaum eine bedeutende Heilpflanze, aber auch eine vielseitige Gebrauchspflanze dar. Sie verwenden noch heute die verschiedensten Pflanzenteile. Während Samenkapseln und junge Sprößlinge gegen Durchfall und Leibschmerzen gekaut und bei nässenden Wunden eingesetzt werden, hilft die innere Rinde bei Schlafstörungen. Die aromatischen Blätter werden als Auszüge bei den unterschiedlichsten Beschwerden aber auch zur Körperpflege und zum Parfümieren von Haut und Haaren verwendet. Das extrem harte Holz wurde für Speere und Paddel und die Rinde zur Herstellung von regendichten Dachschindeln und Umhängen benutzt.

Gewinnung und Duft

Von wildwachsenden Bäumen beziehungsweise Sträuchern erntet man die Blätter und Zweige. Vor allem auf den Hügeln der East-Cape-Region Neuseelands wird durch eine aufwendige Wasser-

Gewinnung erst seit kurzer Zeit möglich

dampfdestillation erst seit Anfang der 90er Jahre ein gelbliches, dickflüssiges Öl gewonnen. Die Ausbeute beträgt nur 0,4 bis 0,5 %. Der tiefe, erdige, krautige Duft verändert sich in Verdünnung zu warm, würzig, holzig. Duftmischungen und Naturparfüms gibt Manukaöl eine wunderbar sinnliche und warme Note.

Gutes für Geist und Seele

Die Legende der Maoris

Eine weitere Reise führte 1997 meine Tochter und mich beruflich zum sturmumtosten subtropischen, fast menschenleeren East Cape mit seinen verschwiegenen Buchten und seinem fast undurchdringlichen Urwald. In diesem Rückzugsgebiet der Maoris lernte ich die beeindruckende Heilerin Rose kennen. Sie ist wie die Heilerin im allgemeinen die Helferin des Tohungas (Medizinmann). Ich schenkte ihr ein Fläschchen Rosenöl, berichtete ihr von meiner Arbeit und über die seelische Wirkung des Manukaöls, wie ich sie nach und nach entdeckt habe. Sie lächelte und erzählte mir die Legende vom Manukabaum: Er bekleidete als erster das offene Land, um den Waldbäumen Schutz zu geben.
Der Manukabaum spielt bei den Maoris eine wichtige Rolle, da der erstgeborene Sohn so widerstandsfähig, robust und zäh wie der Manukabaum sein soll, da er Kriege klug vorzubereiten hat und Feinden trotzen muß. So wurde ein neugeborener Sohn oft folgendermaßen begrüßt: »Willkommen, oh Sohn, willkommen in dieser Welt des Lebens, rituell wirst du gestärkt mit den Kräften des Manukabaums.« Ein Sprichwort sagt: »Verurteile keinen Mann von kleiner Statur, er mag so stark und zäh sein wie der Manukabaum.« Besser kann man die Wirksamkeit des Manukaöls auf die Seele wohl nicht beschreiben.

Manukaöl stärkt die Nerven

Hilfe, wenn alles nervt

Wer kennt nicht die Situation, wenn der Nahkampf mit dem unsensiblen Computer verloren ist, der Chef nervt oder man sich durch Beruf, Haushalt oder Sorgen überfordert fühlt und mit den Nerven fertig ist. Hier gibt uns Manukaöl Kraft, Ruhe, Ausdauer und Zähigkeit, um solch schwierige Lebenslagen besser zu meistern. Es ist ein großartiges Schutzöl für die Nerven. Es verleiht Würde, innere Stärke und Selbstbewußtsein, wenn man sich

Die Inhaltsstoffe des Manukaöls im Modell.

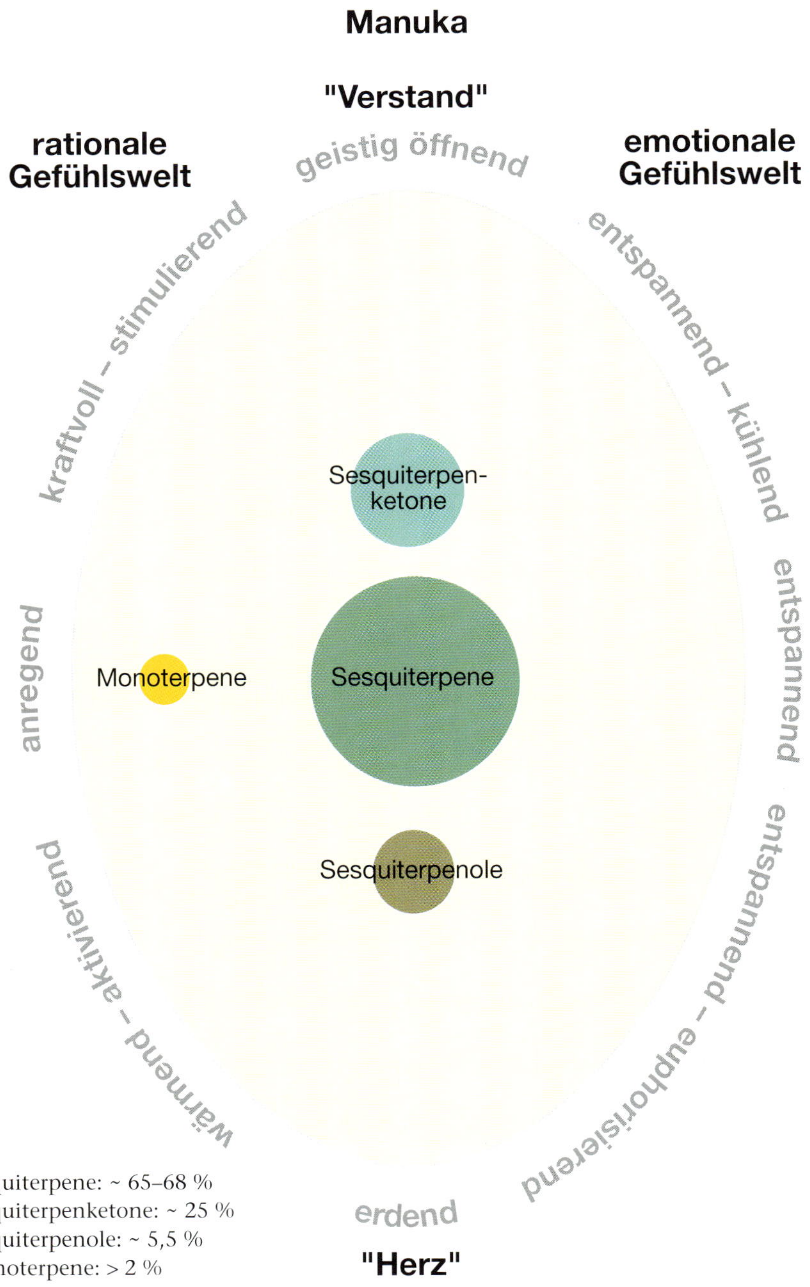

Sesquiterpene: ~ 65–68 %
Sesquiterpenketone: ~ 25 %
Sesquiterpenole: ~ 5,5 %
Monoterpene: > 2 %

schnell verletzt fühlt und auf vieles »allergisch« reagiert. Bestimmt wird die Wirkung des Manukaöls durch den hohen Anteil an Sesquiterpenen (Grafik Seite 54). Diese Stoffe regulieren unter anderem die Ausschüttung von Histamin, einem chemischen Botenstoff, der die Magensäurepoduktion regelt sowie für allergische Reaktionen (Juckreiz, Fließschnupfen) an Haut und Schleimhaut verantwortlich ist. Histamin beeinflußt aber auch unser emotionales Verhalten – mal wirkt es dämpfend, mal anregend.

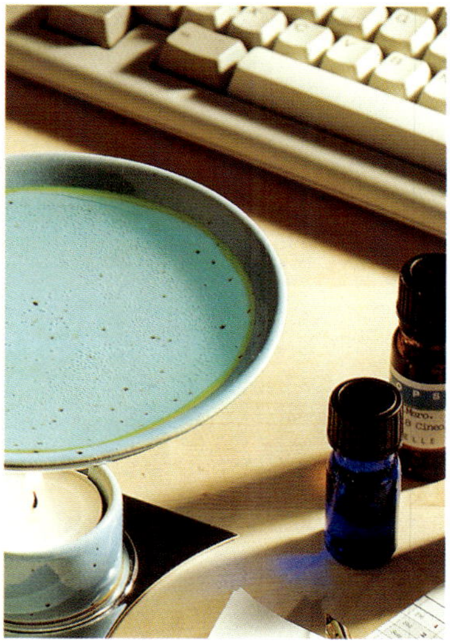

Manuka stärkt die Nerven, nicht nur im Kampf mit dem Computer.

Die eigene Mitte wieder herstellen

Zu unseren Wurzeln finden

Die Sesquiterpene stabilisieren und schützen unser hochempfindliches Nervensystem vor übermäßigen Reizen, was sich vor allem positiv auf die Haut und die Magenschleimhaut auswirkt. Außerdem können sie eine »neurovegetative Mittellage« wiederherstellen, das heißt, die Nerven des vegetativen (vom Willen nicht steuerbaren) Nervensystems arbeiten besser zusammen, so daß Körperfunktionen wie Schlaf, Atmung oder Verdauung nicht mehr beeinträchtigt sind. Daneben wirken die Sesquiterpene mild aber nachhaltig regulierend auf anregende und beruhigende Botenstoffe, um uns in die eigene Mitte, zu unseren Wurzeln, zurückzuführen.

Die zweite wichtige Gruppe bilden die Sesquiterpenketone (Triketone). Sie fördern nicht nur Wundheilung und Vernarbung, sondern glätten nach meinen Erfahrungen subtil auch alte seelische Verletzungen und Narben.

Hochwirksame Inhaltsstoffe

Den dritten Part in diesem interessanten Bunde bilden die Sesquiterpenole, die auch in geringen Konzentrationen hochwirksam sind. Sie sind wahre Seelentröster, da sie die Hypophyse – sie steuert unseren Hormonhaushalt – positiv beeinflussen. Da das Immunsystem und unser Gefühlsgehirn eng miteinander verknüpft sind, wirken die Sesquiterpenole als indirekte Immunstimulanzien.

Die persönliche »Duftaura«

Ist kein Manukaöl vorhanden, auf Zedern- oder Sandelholzöl ausweichen

Jeder Mensch besitzt seine eigene »Duftaura«, die bei Streß, Angst oder Wut kräftig durcheinander gerät. Die körpereigenen Lockstoffe riechen nicht mehr verführerisch. Man fühlt sich verunsichert. Angstgeruch wird bewußt zwar nicht wahrgenommen, unbewußt aber registriert, man wird plötzlich angreifbar. Hier hilft Manukaöl mit seinem Pheromoncharakter. Mild angstlösend und euphorisierend überdecken die im Manukaöl enthaltenen Sesquiterpene und Sesquiterpenole nicht unseren »Angstduft«, sondern kurbeln im Gehirn die Produktion unserer ureigensten »Wohlfühldüfte« an, die einzigartig wie ein Fingerabdruck sind.

So hilft Manukaöl dem Körper

Sehr hautverträglich

Manukaöl stärkt die Funktionen der Haut und erhält sie gesund. Es baut die körpereigene Hautflora, unser wichtigstes Abwehrsystem, wieder auf. So schützt es die Haut vor zahlreichen krankmachenden Bakterien und Pilzen, und das ohne Nebenwirkungen. Aber auch bei Problemhaut, empfindlicher, schlecht heilender Haut ist Manukaöl universell einsetzbar. Es unterstützt den Reparaturmechanismus der Zellen und wirkt entzündungshemmend. Außerdem lindert das Öl den Juckreiz. Es fördert eine gute Vernarbung und beeinflußt die Arbeit der Talg- und Schweißdrüsen positiv und sorgt so für einen geschmeidigen Fett-/Feuchtigkeitsmantel. Auch Schuppenflechte wird positiv beeinflußt (Seite 88).
Ganz allgemein kann man sagen, daß das Öl, insbesondere in Mischungen, universell als Hautschutzöl und zur Wundheilung einzusetzen ist. Nach meinen Erfahrungen wirkt das teure und wertvolle Manukaöl besonders gut in starker Verdünnung, da es relativ langsam verdunstet, gut ins Gewebe eindringt und ausgezeichnete Haftungseigenschaften an der Hautoberfläche aufweist.

Antimikrobielle Wirkung

Gute antibakterielle Wirkung

Teebaum- und Manukaöl ergänzen sich im Kampf gegen zahlreiche Bakterien. Eine Mischung aus beiden Ölen (4 Teile Teebaum-, 1 Teil Manukaöl) wirkt wie ein »Breitbandantibiotikum«. Besonders wirksam ist Manukaöl gegen den gefürchteten *Staphylococcus aureus*, dessen Wachstum es effektiv hemmt. Dieses Bakterium verursacht

Oft noch wirksamer als Teebaum

unangenehmste eitrige Wundinfektionen und ist gegen viele Antibiotika resistent. Auch gegenüber *Candida albicans,* einen Hefepilz, der im Vaginal-, Darm- oder Mundbereich zu unter Umständen schweren Infektionen führen kann, ist Manukaöl dem Teebaumöl weit überlegen, nicht zuletzt wegen der guten Hautverträglichkeit. Bei Infektionserkrankungen spielt jedoch auch die psychische Verfassung eine große Rolle. Die Schleimhäute sind ebenso wie die Haut Grenzflächen, deren Widerstandsfähigkeit durch äußere Faktoren wie Streß belastet werden. Das äußert sich in der Zunahme von Atemwegserkrankungen wie Bronchitis, Erkältungen, Allergien, aber auch von Infektionen des Darm- und Magentrakts. Bei allen Beschwerden, die mit einem seelischen Ungleichgewicht einhergehen, hilft Manukaöl.

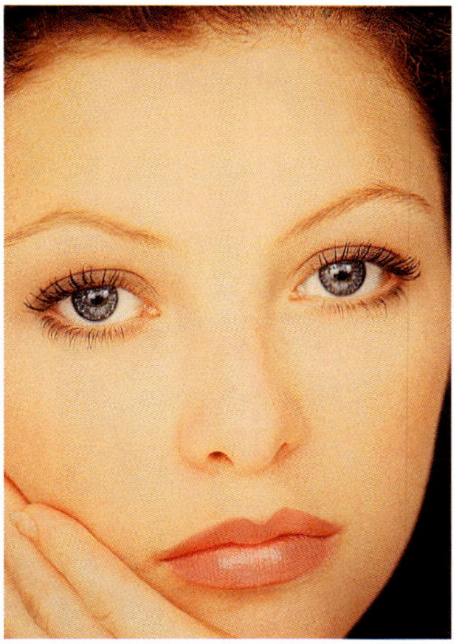

Manuka schützt die Haut vor vielen Krankheitserregern und baut die körpereigenen Hautflora wieder auf.

Atemwegserkrankungen

Gegen Husten und Schnupfen…

Manukaöl wird bei Husten, Bronchitis und Schnupfen erfolgreich eingesetzt. Die Triketone lösen den Schleim, die Sesquiterpene erleichtern das Abhusten. Die empfindlichen Schleimhäute werden durch Manukaöl beruhigt, sie können sich wieder regenerieren. Gleichzeitig werden Bakterien in ihrem Wachstum gehemmt. Auch allergischer Schnupfen kann durch Manukaöl gemildert werden.

Rücken und Gelenke

… und rheumatische Beschwerden

Aufgrund seiner schmerzstillenden und entzündungshemmenden Eigenschaften lindert Manukaöl Rücken- und Gelenkbeschwerden. Auch bei Schleimbeutelentzündungen und Arthritis kann es eingesetzt werden: Die Sesquiterpene regulieren die Produktion der Botenstoffe, die für Schmerz und Entzündung verantwortlich sind.

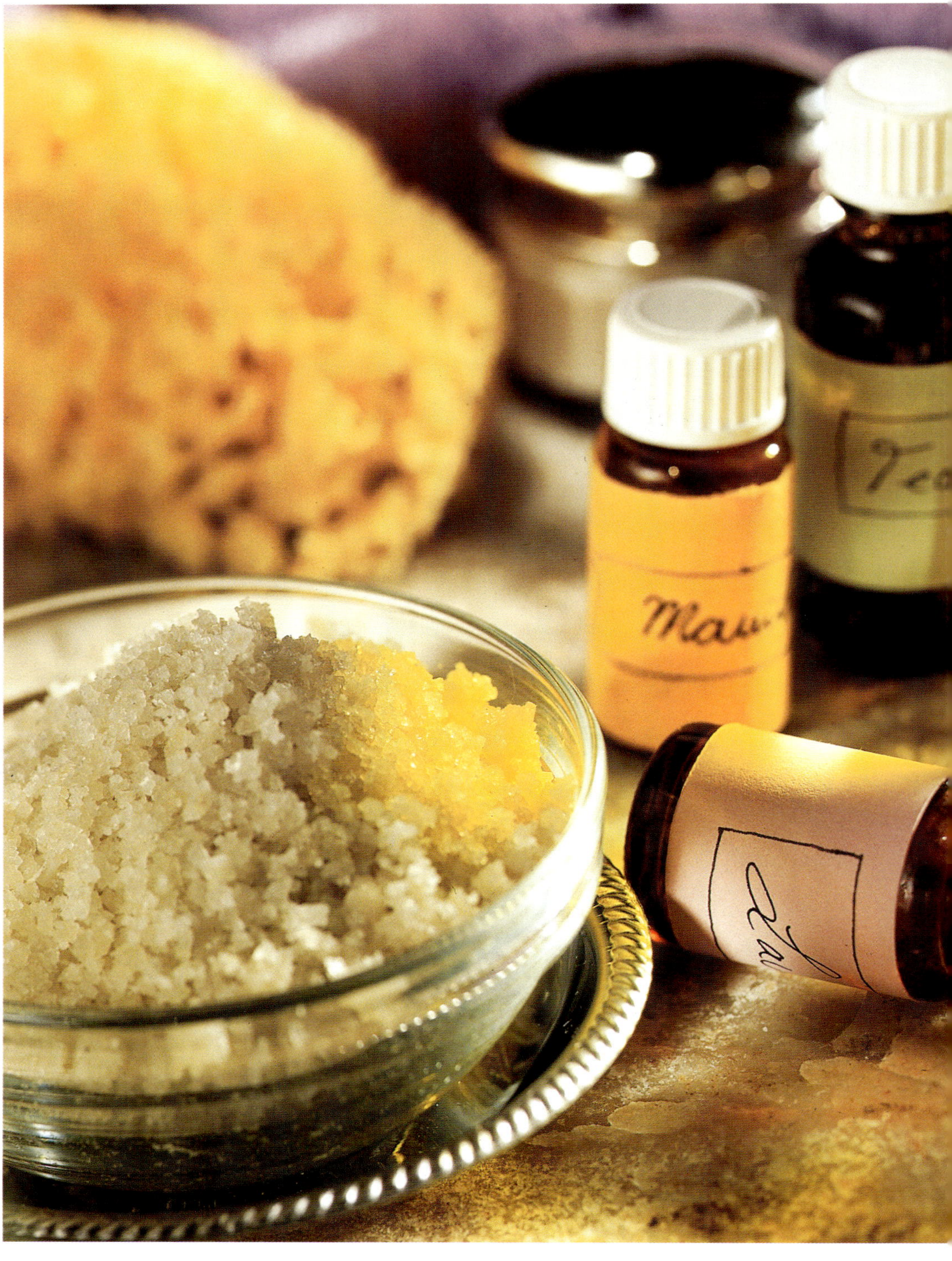

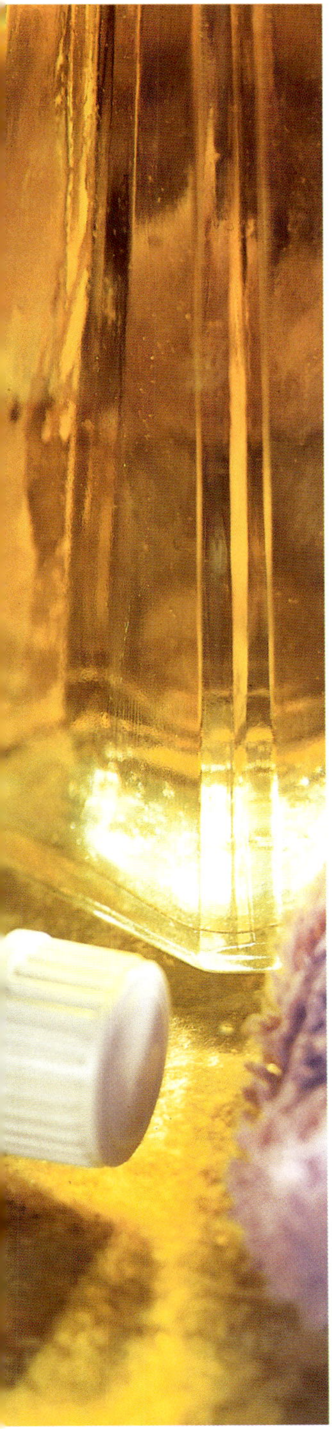

Starke Öle für Ihr Wohlbefinden

Lavendel-, Teebaum- und Manukaöl können Ihnen in schwierigen Zeiten helfen, Ihre »eigene Mitte« wiederzufinden und den Anforderungen des Alltags erneut gewachsen zu sein. Trauer, Anspannung, Mut- und Antriebslosigkeit, aber auch körperliche Beschwerden können durch diese drei ätherischen Öle gelindert oder gar beseitigt werden.
Im folgenden Kapitel finden Sie zahlreiche Anleitungen, wie Sie die Öle in Duftlampen, für Massagen, Wannenbäder und vieles mehr einsetzen und so Ihr Wohlbefinden und das Ihrer Lieben steigern können.

Tips für die Praxis

Wie mit fast allen ätherischen Ölen, so ist auch die Selbstbehandlung mit Lavendel-, Teebaum- und Manukaöl eigentlich unproblematisch. Um jedoch unangenehme Überraschungen zu vermeiden, sollten Sie im Umgang mit diesen hochwirksamen pflanzlichen Mitteln unbedingt ein paar Grundregeln befolgen.

Einige Grundregeln sollten Sie beachten

Achten Sie auf gute Qualität

Die Qualität der ätherischen Öle hängt von verschiedenen Komponenten ab, auf die der Hersteller, der Händler, aber auch die Anwender achten müssen.

Wichtige Faktoren

Anbau der Duftpflanzen

Bereits hier wird ein wesentlicher Grundstein für die Qualität ätherischer Öle gelegt. Weniger ausschlaggebend ist, ob die Pflanze aus biologischem, konventionellem oder kontrolliertem Anbau stammt.

Nur Qualitätsöle verwenden

Wichtig ist, daß die gewonnenen Öle frei von organischen Rückständen wie Pestiziden oder Umweltgiften sind. Das muß bei Qualitätsölen stets kontrolliert werden.

Bitte legen Sie Wert auf Beratung

Destillation

Eine schonende Destillation ist das A und O eines wertvollen Qualitätsöls. Wird sie unsachgemäß durchgeführt, verbleiben Abbauprodukte (Peroxide) im Öl. Die Anwendung solcher Öle ist problematisch: Hautreizungen, Kontaktekzeme und allergische Reaktionen können die Folge sein.

Reinheit

Ätherischen Ölen dürfen bei oder nach der Destillation keine Stoffe zugesetzt werden.

Richtige Lagerung

Ätherische Öle verändern unter Einfluß von Licht, Sauerstoff und Wärme ihre Eigenschaften. Sie sollten deshalb immer in dunklen Fläschchen bei Zimmertemperatur aufbewahrt werden. Am besten immer nur kleine Mengen in Originalfläschchen (10 ml) kaufen.

Im Zweifelsfall wenden Sie sich an Forum Essenzia e.V. (Seite 93)

Darauf sollten Sie achten

Kaufen Sie nur ätherische Öle mit folgenden Angaben auf der Flasche oder Preisliste:

- »100 % reines ätherisches Öl«
- deutscher und lateinischer Pflanzenname
- der Pflanzenteil, aus dem das Öl gewonnen wurde
- Ursprungsland
- »aus kontrolliert-biologischem Anbau«, »Wildsammlung« oder ausgesuchte Produkte aus konventionellem Anbau
- Rückstandsgeprüft
- Gewinnungsverfahren
- Chargennummer

Die richtige Dosierung macht's

Mit duftenden Körperölen, die auf die Haut aufgetragen werden, kann man eine im doppelten Sinne reizvolle Begegnung erleben. Die Duftstoffe erfreuen einerseits die Sinne, sie werden von der Haut aufgenommen, ins Gehirn geleitet und dort als angenehmer Reiz verarbeitet. Doch wenn ätherische Öle zu hoch dosiert werden, kann es auf Dauer zu Überempfindlichkeits- bis hin zu allergischen Reaktionen kommen.

Nicht langfristig hoch dosieren

Das Geheimnis einer wirkungsvollen Aromatherapie/-pflege liegt in der Dosierung. Die Arndt-Schulz'sche Regel, um die Jahrhundertwende aufgestellt, besagt: »Kleine Reize fachen die Lebenstätigkeit an, größere hemmen sie, und starke Reize führen zum Zelltod!« Diese Aussage wurde nun auch für die ätherischen Öle in pharmakologischen Studien bestätigt.

Aromatherapie oder Aromapflege?

Für die richtige Dosierung der ätherischen Öle müssen wir wissen, ob die Öle zur Aromatherapie oder zur Aromapflege eingesetzt werden sollen.

Aromatherapie

Die Aromatherapie, besser »Aromamedizin«, sollte immer nur kurzfristig angewendet werden. Es werden gezielt Krankheitssymptome gelindert oder beseitigt. Hier wird höher dosiert!

Höhere Dosis für Aromatherapie

Aromapflege

Mit der Aromapflege oder Aromakultur (beispielsweise angenehmes Raumklima durch Düfte) tue ich mir und anderen etwas Gutes. Ich unterstütze die Körperfunktionen. Niedrige Dosierungen der ätherischen Öle sind hier am wirkungsvollsten.

Massage und Streicheln – die Macht der Berührung

Massagen helfen

Massage als Therapie kennt man schon lange

In allen Kulturen ist die Massage seit Jahrtausenden eine Therapieform, aber auch eine Möglichkeit, mit anderen Menschen zu kommunizieren. So kann eine Liebkosung oder ein Streicheln eine Botenstoffkaskade in Gang setzen, die Streß löst, Ängste und Schmerzen lindert, das Herz beruhigt, das Immunsystem stärkt und die Lernfähigkeit fördert. Durch das Zusammenspiel von Massagen und ätherischen Ölen wird die Aromatherapie so wirksam: Zärtlichkeit und Herzlichkeit werden gefördert, zwischenmenschliche Beziehungen gefestigt.

Welche Massagen gibt es?

Auch Teilmassagen führen zum Erfolg

Ich arbeite viel mit Teil- beziehungsweise Streichelmassagen von Reflexzonen oder Körperregionen, in denen das Gefühl »Angst« lokalisiert ist. Oft helfen schon Massagen, die nicht länger als 5 Minuten dauern. Die einzelnen Teilmassagen verfolgen unterschiedliche Ziele, die ich im einzelnen kurz erläutern möchte. Die Rezepte der Ölmischungen finden Sie bei den Anwendungsgebieten.

Fußmassage

Fußmassagen bauen auf

Eine Massage oder das Streicheln der Füße mit ihren zahllosen Reflexzonenpunkten stellt neben der Bauchmassage wohl eine der wirksamsten Behandlungsformen dar. Die Füße bilden sozusagen die »Hotline« zum Gehirn. Durch die Massage der unterschiedlichen Reflexzonenpunkte auf den Füßen werden verschiedene Organe, insbesondere aber die Seele, beeinflußt. Eine Fußmassage eignet sich bei Schlaflosigkeit, Nervosität sowie Abgeschlagenheit und Traurigkeit. Sie stärkt das Immunsystem und das körperliche Wohlbefinden.

▶ Streicheln Sie die Füße sanft. Lassen Sie sich dabei von Ihrem Gefühl leiten.

Lendenwirbelmassage (unterer Rücken)

In diesem Körperbereich sitzen die Reflexzonenpunkte für Vitalität, Durchsetzungskraft und Sexualität. Aber auch Kraft- und Mutlosigkeit sowie Traurigkeit aufgrund einer unbestimmten Furcht (»kalte Füße bekommen«) kann durch eine Lendenwirbelmassage entgegengewirkt werden. Eine Lendenwirbelsäulenmassage gibt Kraft, Vitalität und stärkt das Selbstbewußtsein.

▶ Den Lendenwirbelbereich sanft steicheln. Auch hierbei sollten Sie sich von Ihrem Gefühl leiten lassen.

Bauchmassage

Eine Bauchmassage vertreibt Streß und hilft aus seelischem Tief.

Hier liegen die Reflexzonenpunkte für das Zentrum der Emotionen Liebe, Fröhlichkeit, Lebensfreude und Sinnlichkeit. Hier sind aber auch Gefühle wie Versagensangst lokalisiert. Mit einer Massage des Bereichs um den Bauchnabel werden Verdauungs- und Geschlechtsorgane beeinflußt. Die Bauchmassage hilft gegen Streß und seelischen Tiefgang.

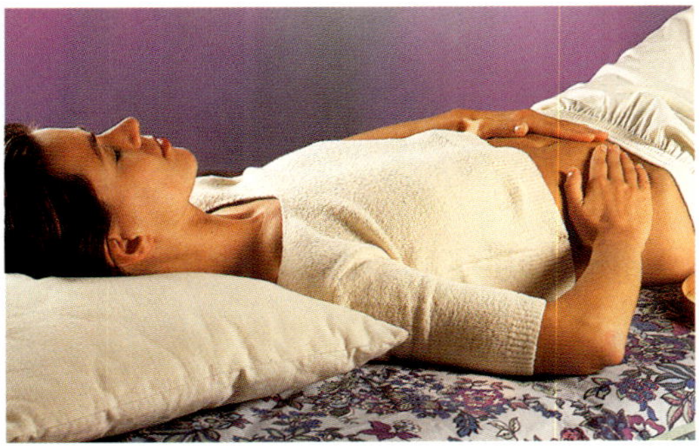

Den Bauch im Uhrzeigersinn massieren

▶ Den Bauch im Uhrzeigersinn ohne Druck sanft mit der Hand kreisförmig massieren.

Arm- und Handmassage

Die Arme und Hände stehen symbolisch für »zupacken« (»Arme hängen lassen«). Durch eine Arm- und Handmassage werden Kreislauf und Psyche in Schwung gebracht. Sie wirkt belebend und stimmt fröhlich. Bereits das Streicheln der Hände und Unterarme zeigt eine eindrucksvolle Wirkung. Außerdem findet durch diese Massage oder Streicheln eine bewußte Kommunikation statt.

▶ Außen über Ellenbogen den Arm entlang hoch- und innen über Achselhöhle und Handfläche hinunterstreichen.

Beinmassage

Eine Beinmassage beruhigt

Die Beine stehen symbolisch für »im Leben stehen«, aber auch für »die Last des Lebens tragen«. Durch eine Beinmassage werden schwere Beine entstaut. Sie wirkt beruhigend und löst festgefahrene Gedanken.

▶ Sanft mit den Händen außen hoch (bis zum Knie oder Po) und innen hinunterstreichen.

Kraft und Hilfe für die Seele

Sich und andere verwöhnen

Rezepte zum Wohlfühlen und Entspannen

Zwischendurch Kraft zu schöpfen und abzuschalten ist in der heutigen Zeit wichtiger denn je.

Mal richtig ausspannen

6 bis 8 Tr. Lavendel fein oder extra fein
in 1 Eßlöffel süße Sahne
▶ Mischung in ein Vollbad geben, 10 bis 15 Minuten bei 37 °C baden und entspannen.

oder

6 Tr. Lavendel fein oder extra fein
2 Tr. Manuka
in 250 g Salz vom Toten Meer
▶ Mischung in ein Vollbad geben; 10 bis 20 Minuten bei 37 °C baden, anschließend kühl duschen und die feuchte Haut mit Pflanzenöl massieren. Dieses Schönheitsbad entgiftet, entschlackt und entspannt die Seele. Gleichzeitig wird die Haut samtweich und schön. Das Bad eignet sich auch zur Behandlung unterschiedlichster Hautprobleme.

Auch für schöne Haut

Nach einem anstrengenden Tag sollte man sich zum Entspannen ein Bad mit Lavendel extra fein gönnen.

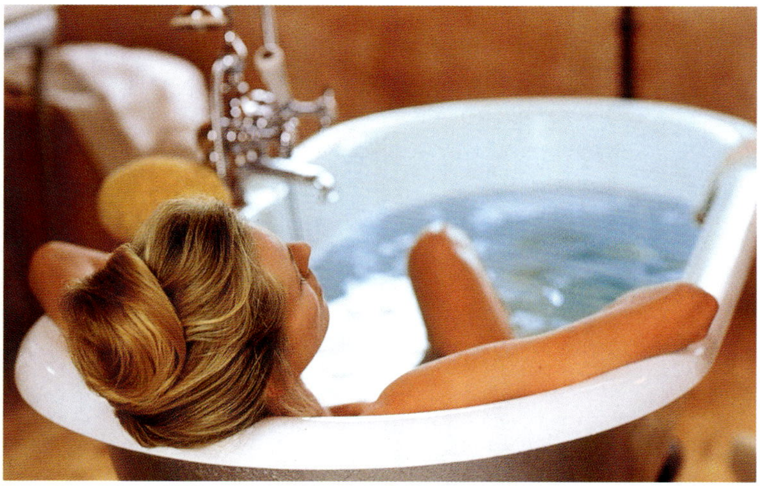

Gerüstet für den Tag

Fit für einen stressigen Tag

2 Tr. Lavandin oder Lavendel fein
1 Tr. Speiklavendel
in 10 ml (1 Eßlöffel) Macadamianußöl
▶ nach dem Duschen in die feuchte Haut einmassieren.

Verwöhnung pur

Es gibt kaum etwas Schöneres, als sich oder andere mit einer Fußmassage zu verwöhnen.

Abendmischung für innere Harmonie

8 Tr. Lavendel fein
2 Tr. Manuka
in 20 ml (2 Eßlöffel) Pflanzenöl
▶ Die Füße abends regelmäßig mit dem Öl massieren.

Gute Träume, wohltuender Schlaf

Massagen mit ätherischen Ölen sorgen für ruhigen Schlaf

Diese Anregung habe ich von Margret Demleitner, Leiterin des »Arbeitskreises für ätherische Öle« in der Akutklinik Neuperlach. Die Mischung eignet sich, um Kinder, Partner, alte Menschen zu verwöhnen.

Vertrauter Geruch

10 bis 15 Tr. Lavendel fein
(Kinder 7 bis 10 Tr.)
in 100 ml Mandel- oder Sesamöl
▶ Hände und Unterarme sanft mit der Mischung massieren. Anschließend die Hände auf das Gesicht legen. Der Lavendelduft gibt zusammen mit dem körpereigenen Hautgeruch einen vertrauten, heimischen und bekannten Geruch, der friedlich stimmt.

Aufs Kopfkissen

Ein sanftes Ruhekissen

▶ Sie können auch 1 bis 2 Tropfen Lavendel fein auf das Kopfkissen geben. Das verleiht innere Zufriedenheit und fördert so den Schlaf.

Dosierung

Zur täglichen Aromapflege:

- Gesichtscreme: 8 bis 15 Tropfen ätherische Öle auf 100 ml neutrale Creme.
- Körperöl: 10 bis 20 Tropfen auf 100 ml Trägeröl.
- Wannenbad: 5 bis 10 Tropfen auf eine Tasse Sahne oder Pflanzenöl.
- Teilmassagen: maximal 50 Tropfen auf 100 ml Trägeröl.
- Bei Kindern, älteren Personen und Menschen mit empfindlicher Haut nur die Hälfte der jeweils angegeben Dosierung verwenden!

Therapeutischer Einsatz (Aromamedizin)

- Hier können kurzfristig auch höhere Dosierungen verwendet werden.
- Kinder nicht mit den Einzelölen von Teebaum und Manuka behandeln!

Liebevolle Zuwendung für alte Menschen

Lavendel ist auch in der Altenpflege eine große Hilfe. Hier bieten sich beispielsweise elektrische Duftlampen, Bäder, Körperöle und Teilmassagen (Bauch, Lendenbereich, Füße sowie besonders Hände und Arme) an. Vom Stimmungswechsel profitiert schließlich nicht nur der Massierte, sondern auch der »Masseur«.

Für mehr Fröhlichkeit

1 Tr. Speiklavendel
3 Tr. Lavendel fein
1 Tr. Teebaum
in 10 ml (1 Eßlöffel) Pflanzenöl
▶ Arme, Rücken oder Füße sanft massieren.

Die Mischung pflegt und regeneriert die Haut, läßt den traurig-ängstlichen Blick verschwinden (Teebaum), mobilisiert die Gehirnleistung (Speiklavendel) und zaubert einen nörgeligen Gesichtsausdruck weg.

Hilfe bei seelischen Problemen

Ausgeglichene Kinder

Vielleicht können Sie als Mutter oder als Erzieherin ätherische Öle in den Tageslauf mit einbeziehen. Sie könnten die Kinder auffordern, sich gegenseitig unter Anleitung ganz leicht die Füße beziehungsweise den Rücken oder vor dem Mittagsschlaf die Hände und Arme mit einer der folgenden Mischungen zu streicheln. Die Kinder werden fröhlich und ausgegli-

Das pure Öl außerhalb der Reichweite von Kindern aufbewahren

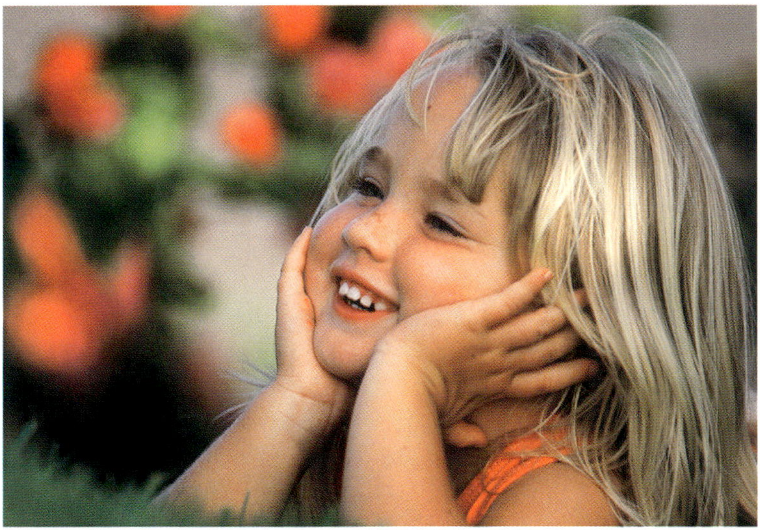

Auch Kinder werden durch Massagen mit ätherischen Ölen ausgeglichener.

chen. Sie lernen ganz schnell, freundlicher und kooperativer miteinander umzugehen.

Für Kindergartenkinder

Das tut Kindern gut

5 bis 8 Tr. Lavendel fein
(für sehr kleine Kinder 5 Tr.)
in 100 ml Mandel- oder Traubenkernöl
oder
1 Tr. Manuka (falls vorhanden)
4 bis 6 Tr. Lavendel fein
1 bis 2 Tr. Mandarine
in 100 ml Pflanzenöl

▶ Unter Anleitung sanft die Füße massieren.

Für Schulkinder

Ätherische Öle sind die nettesten Begleiter, um den Schulalltag vor allem in den ersten Jahren erträglicher und streßfreier zu gestalten. Die Kinder werden begeistert mitmachen, denn 5 Minuten Füße massieren heißt 5 Minuten weniger Unterricht mit dem verhaßten Stillsitzen. Die Kinder sind danach entspannter und weniger aggressiv (Lavendelöl), ihre Aufmerksamkeit wird erhöht, der Geist stimuliert (Mandarinenöl).

So macht die Schule wieder Spaß

5 Tr. Teebaum
10 Tr. Lavendel fein
5 Tr. Mandarine
in 100 ml Pflanzenöl

▶ Unter Anleitung ganz sanft die Füße massieren beziehungsweise streicheln.

Für Zuversicht in der Krankenpflege

Ätherische Öle werden in Krankenhäusern immer populärer. Besonders bewährt hat sich Lavendelöl fein. So wird das Öl in Neuperlach München bei folgenden Beschwerden eingesetzt: Schlafstörungen, Ängste, Panikattacken, depressive Verstimmungen, Unruhe, Nervosität, aber auch bei körperlichen Problemen wie leichtere Verbrennungen, Schmerzen, Wunden, Narben und Erkältungen (Seite 81).

Lavendel fein hilft bei vielen Problemen

Für die häusliche Pflege hat mir die Krankenschwester und Heilpraktikerin Christel Beimel vieles aus ihrem Erfahrungsschatz vermittelt. Sie ist nicht nur mit den körperlichen und seelischen Nöten der Kranken, sondern oft auch mit dem »Ohnmachtsgefühl der pflegenden Angehörigen« konfrontiert, die auf diese Extremsituation mit psychosomatischen Beschwerden reagieren.

Frau Beimel setzt Lavendelöl fein – beispielsweise als streichelnde Teilmassagen oder Waschungen – erfolgreich bei ihren Patienten und deren Angehörigen ein. (Rezepte für die Behandlung der Angehörigen finden Sie auf den Seiten 68 bis 70.)

Patienten und Angehörige profitieren

Kraft und Hilfe für die Seele

So wird man schneller gesund

Waschen

2 Tr. Lavendel fein
in ungefähr 5 l warmes Wasser
▶ Einen Wachlappen damit gut anfeuchten und den Körper des Kranken waschen. Mit einem Handtuch abtrocknen.

Beleben

15 Tr. Lavendel fein
in 100 ml Pflanzenöl
▶ Morgens Arme und Hände streicheln, das belebt und macht fröhlich.

Entspannen

20 Tr. Lavendel fein
in 100 ml Pflanzenöl
▶ Abends die Beine streicheln – wirkt entspannend, leicht beruhigend und außerdem werden die Beine entstaut.

Seelische Tiefs überwinden

Bei Streß

Mit ätherischen Ölen gegen Streß

Langanhaltende Ausnahmesituationen bedeuten für Seele und Körper Streß. Nachts schläft man nicht, obwohl man müde ist, und tagsüber ist man unruhig, aber nicht konzentriert. Hier herrscht zwischen den beruhigenden (Seite 13) und den anregenden Botenstoffen (Seite 12) kein Gleichgewicht mehr. Mit einer Mischung von Lavendel-, Teebaum- und Manukaöl läßt sich die Balance wieder herstellen.

Zur eigenen Mitte finden

6 bis 7 Tr. Lavendel fein
2 Tr. Teebaum
1 Tr. Manuka
in 10 ml (1 Eßlöffel) Pflanzenöl
▶ Mit der Mischung abends, vielleicht sogar beim Fernsehen, die Füße massieren. Die Fußmassage entspannt (Lavendel), gibt wieder Lebenskraft (Teebaum) und führt zur eigenen Mitte (Manuka).

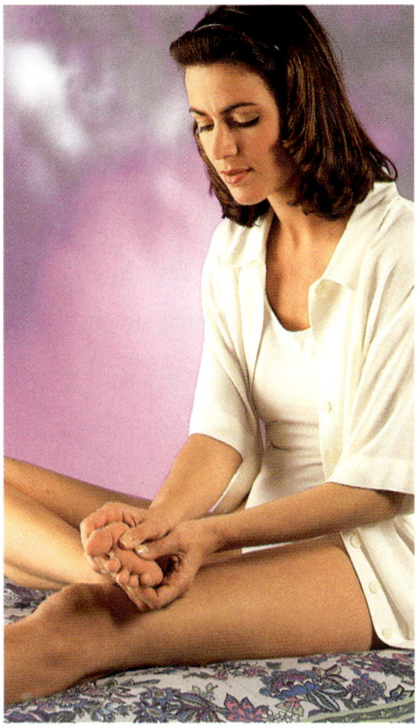

Eine duftende Fußmassage wirkt auch als Selbstmassage entspannend.

Kraft schöpfen

4 Tr. Lavendel
2 Tr. Teebaum
1 Tr. Manuka
1 Tr. Speiklavendel oder Litsea
in 10 ml (1 Eßlöffel) Pflanzenöl

▶ Mit dem Öl morgens rund 3 Minuten den Lendenwirbelbereich massieren.

Wenn der Haussegen schiefhängt

Diese Mischung hebt die Stimmung, wenn alles schiefläuft.

4 Tr. Lavendel fein
1 Tr. Vanille oder Manuka
1 Tr. Mandarine
in 10 ml (1 Eßlöffel) Pflanzenöl

Mandarine duftet fruchtig-süß.

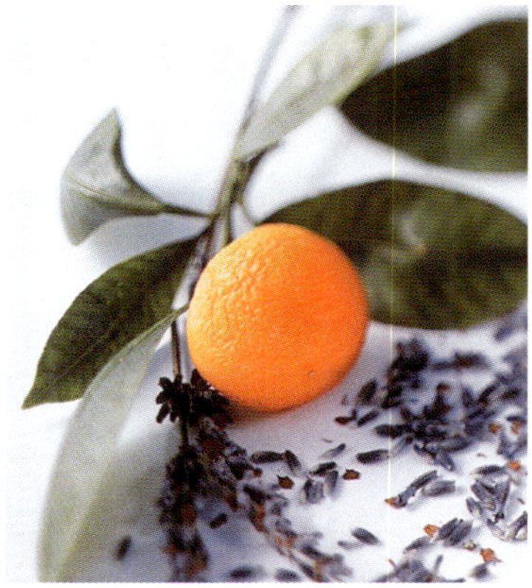

▶ Für eine wohltuende Fußmassage der ganzen Familie. Vergessen Sie sich selbst dabei nicht!

Um schwere Stunden leichter zu meistern

Grundmischung

3 Tr. Lavendel
2 Tr. Manuka oder Zedernholz
2 Tr. Rosenholz
in 10 ml (1 Eßlöffel) Pflanzenöl

▶ Diese Mischung eignet sich für die Teilmassage von Hand und Armen, Füßen, Bauch und Lendenwirbelbereich.

So fassen Sie wieder Mut

Bei Aggressionen und dicker Luft

Unser Zusammenleben verlangt Rücksichtsnahme und Toleranz. Oft muß man aber im beruflichen oder häuslichen Bereich zuviel schlucken, Aggressionen stauen sich auf. Dann wird es Zeit, sich und/oder den Partner mit ätherischen Ölen zu behandeln. Mit ätherischen Ölen finden Sie wieder zur eigenen Mitte. Die Bauchmassage ist besonders wirkungsvoll, ebenso ein Wannenbad.

Grundmischung

6 Tr. Lavendel extra fein
2 Tr. Manuka oder Zedernholz
2 Tr. Mandarine

▶ Die Öle mit 3 Eßlöffel süßer Sahne oder 10 ml (1 Eßlöffel) Pflanzenöl mischen. Die Mischung in ein Vollbad geben.

Achtung: Kein Wannenbad bei herzkranken Menschen!

Kraft und Hilfe für die Seele

▶ Für eine Teilmassage die Grundmischung in 20 ml Pflanzenöl geben; dann Hände, Beine oder Füße massieren.

Für ein gutes Raumklima

Die Duftlampe zaubert gute Stimmung

5 Tr. Lavendel fein
1 Tr. Manuka oder Zedernholz
2 Tr. Mandarine
2 Tr. Bergamotte
▶ 6 bis 8 Tropfen der Mischung in die Duftlampe geben.

Bei Unruhe, Nervosität, Überforderung

Für ein Wannenbad

7 Tr. Lavendel fein oder extra fein
3 Tr. Manuka
in 1 Eßlöffel süße Sahne oder 10 ml (1 Eßlöffel) Pflanzenöl

Die wahre Entspannung

▶ Die Mischung ins Badewasser geben; etwa 10 Minuten bei 36 bis 38 °C baden.

Wenn das Herz rast

5 Tr. Lavendel fein,
besser noch Lavendel extra fein
in 1 Teelöffel Pflanzenöl
▶ Morgens und abends 1 bis 2 Wochen lang unter dem Herz verteilen.
Nach dieser Zeit bei Bedarf:
3 bis 4 Tr. Lavendel fein
in 1 Teelöffel Pflanzenöl *oder*
4 Tr. Lavendel
2 Tr. Ylang
in 1 Teelöffel Pflanzenöl
▶ Die Mischung mit sanften Streichelungen um die Herzgegend verteilen.

Bei Prüfungsangst, Mutlosigkeit, Ängstlichkeit

Wenn ungewohnte Situationen bevorstehen

Grundmischung

10 Tr. Manuka
30 Tr. Teebaum
10 Tr. Lavendel fein
▶ Einmal täglich über höchstens 1 Woche 1 bis 2 Tropfen der Grundmischung auf Zucker, Brot oder Honig geben, rund 1 bis 2 Minuten im Mund lassen und dann schlucken. Die Angst verschwindet.

Achtung: Die Innere Einnahme sollte immer die Ausnahme sein!

Kräftig inhalieren

▶ 2 bis 3 Tropfen der Grundmischung auf ein Papiertuch geben und inhalieren.

Diese Grundmischung wirkt extrem stark auf die Psyche und hilft auch gegen Entschluß- und Ratlosigkeit.

Bei Perspektivlosigkeit

Wenn das Leben sinnlos erscheint, sind ätherische Öle wertvolle Helfer. Sie gestalten das Leben wieder farbiger.

Grundmischung

10 Tr. Teebaum
15 Tr. Lavandin
10 Tr. Litsea
15 Tr. Rosenholz
in 100 ml Johanniskrautöl

▶ Füße und Lendenwirbelbereich 4 Wochen lang zweimal täglich mit der Grundmischung sanft massieren.

Leichtere Panikanfälle

Bei häufigen Anfällen unbedingt den Arzt aufsuchen

Panikanfälle kommen plötzlich, ohne Vorwarnung: Die Symptome sind Beklemmungsgefühl, Herzrasen, Zittern und Schwindel. In diesem Zustand bricht buchstäblich ein Chaos im Gehirn aus. Hier bieten Lavendelöl, Teebaum- und Manukaöl großartige Hilfe. Die Mischung setzt die Erregbarkeit herab (Manuka), führt zur Entspannung (Lavendel) und wirkt angstlösend (Teebaum). So kehrt langsam ins Gehirn wieder eine gewisse Ordnung ein.

Grundmischungen

Lavendel darf nicht fehlen

1 ml (15 Tr.) Manuka
1 ml (20 Tr.) Teebaum
3 ml (60 Tr.) Lavendel fein
oder
1 ml Teebaum
4 ml Lavendel oder Lavandin
oder
1 ml Speiklavendel
4 ml Lavendel fein
in ein 5 ml-Braunfläschchen geben.

▶ Ein paar Tropfen von einer der Grundmischungen auf ein Taschentuch oder Wattepads geben und inhalieren.

▶ 1 bis 2 Tropfen einer der Grundmischungen pur auf die Zunge geben, kurz im Mund behalten – damit das Öl schnell über die Schleimhäute ins Gehirn gelangt – und dann schlucken. Einige Menschen reagieren ausschließlich auf eine der angegebenen Mischungen. Bitte ausprobieren!

Achtung: Sie sollten auf jeden Fall einen Arzt aufsuchen, wenn bei Ihnen Panikanfälle wiederholt auftreten.

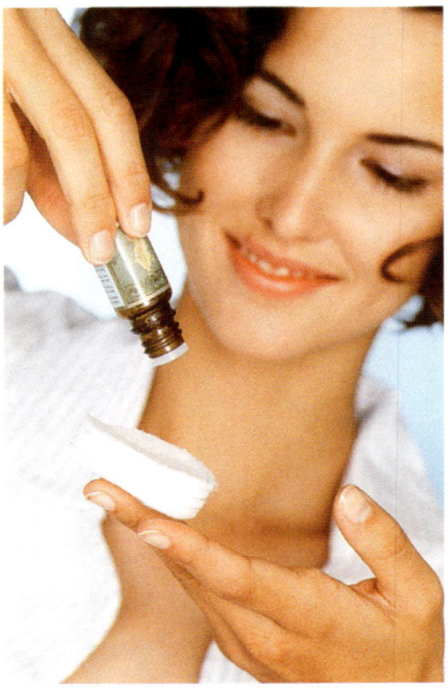

Sie beruhigen sich und werden gelassener, wenn Sie eine der Grundmischungen inhalieren.

Bei depressiven Verstimmungen

Wenn die Seele weint und sich verdüstert, hilft Lavendel. Er beruhigt, ohne müde zu machen – ähnlich wie Bergamotte. In seelischen Notzeiten kann man Lavendel auch ab und zu innerlich einnehmen. Bevor Sie bei einer depressiven Verstimmung zu ätherischen Ölen greifen, muß abgeklärt werden, ob eine seelische Verstimmung oder aber eine echte Depression vorliegt. Diese sollte ausschließlich von einem Facharzt behandelt werden.

Gute Luft

3 Tr. Lavendel fein
3 Tr. Bergamotte
▶ In die elektrische Duftlampe geben.

Der fruchtig-frische Duft der Bergamotte wirkt stimmungsaufhellend und beruhigend.

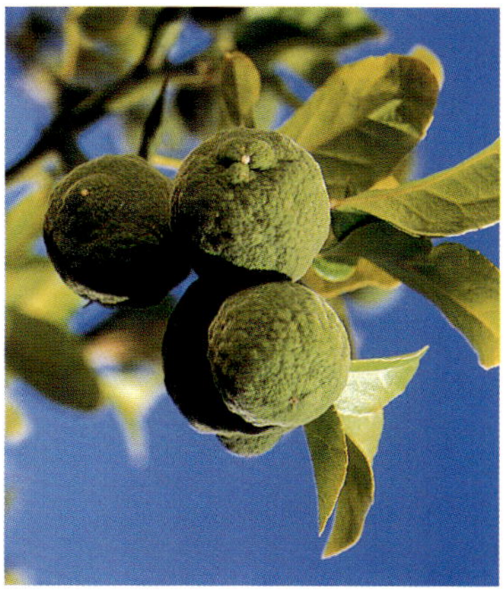

Zur Ruhe kommen

6 bis 8 Tr. Lavendel fein
in 1 Eßlöffel süße Sahne
▶ Diese Mischung in das Badewasser geben.

Akut-Mischung

Höchstens eine Woche einnehmen!

2 Tr. Lavendel fein
oder
1 Tr. Lavendel fein
1 Tr. Bergamotte
in etwas Honig aufgelöst
▶ Zweimal täglich über maximal 1 Woche einnehmen.

Den Bauch streicheln

3 Tr. Lavendel
2 Tr. Bergamotte
in 1 Teelöffel Johanniskrautöl
▶ Zwei- bis dreimal täglich den Bauch sanft massieren.

Körperöl

Streichelt die Seele und pflegt gleichzeitig die Haut

15 Tr. Lavendel
5 Tr. Bergamotte
in 100 ml Pflanzenöl
▶ Nach dem Baden oder Duschen das Körperöl in die feuchte Haut einmassieren;

oder, wenn die Nerven blankliegen:
12 Tr. Lavendel
5 Tr. Bergamotte
3 Tr. Manuka oder Zedernholz
in 100 ml Pflanzenöl
▶ Nach dem Baden oder Duschen das Körperöl in die feuchte Haut einmassieren.

Sonne auch in dunklen Wintermonaten

Licht für die Seele

Diese Grundmischung schenkt Sonne, Wärme und Geborgenheit. Sie gibt der Winterdepression kaum eine Chance.

Grundmischung

4 Tr. Lavendel fein oder Lavandin
4 Tr. Bergamotte

- Die ätherischen Öle in eine elektrische Duftlampe geben, diese etwa 2 Stunden anlassen.
- Für ein Wannenbad die Grundmischung mit 1 Eßlöffel Sahne, Honig oder Pflanzenöl vermischt, ins Wasser geben.
- 15 Tropfen der Grundmischung in 50 ml Pflanzenöl (beispielsweise Macadamianußöl) geben; das Öl auf die feuchte Haut einmassieren, wobei das Gesicht unbedingt auszusparen ist.

WICHTIG

Die Mischung nicht bei starker Sonneneinstrahlung (Gebirge, Solarium) verwenden. Bergamotteöl enthält photosensibilisierende beziehungsweise photodynamische Substanzen, die bei Veranlagung zu braunen Flecken auf der Haut führen können. Die Stoffe sind jedoch ganz starke seelische Aufheller, vor allem in der dunklen Jahreszeit!

Bei übermäßigem Weinen

Don't worry, be happy

Wenn Sie »nahe am Wasser gebaut haben« und bei jeder Gelegenheit weinen müssen, dann sollten Sie unbedingt Teilmassagen mit einer der beiden folgenden Mischungen machen.

Grundmischungen

15 Tr. Lavendel fein
5 Tr. Manuka oder Zedernholz
5 Tr. Grapefruit oder Litsea
in 50 ml Pflanzenöl, am besten Johanniskrautöl
oder
10 Tr. Lavandin oder Lavendel fein
5 Tr. Teebaum
5 Tr. Manuka oder Zedernholz
5 Tr. Grapefruit oder Litsea
in 50 ml Pflanzenöl

- Die Grundmischung eignet sich zur sanften Teilmassage von Armen, Händen, Beinen, Füßen, Bauch oder Ledenwirbelbereich.

Bei Schlafproblemen

Endlich wieder schlafen können

Lavendel fein oder extra fein wirkt schlaffördernd und entspannt das zentrale Nervensystem. Diese beiden ätherischen Öle lösen festgefahrene Gedanken und sind deshalb bei Schlafproblemen, die keine organische Ursache haben, unentbehrlich.

Kraft und Hilfe für die Seele

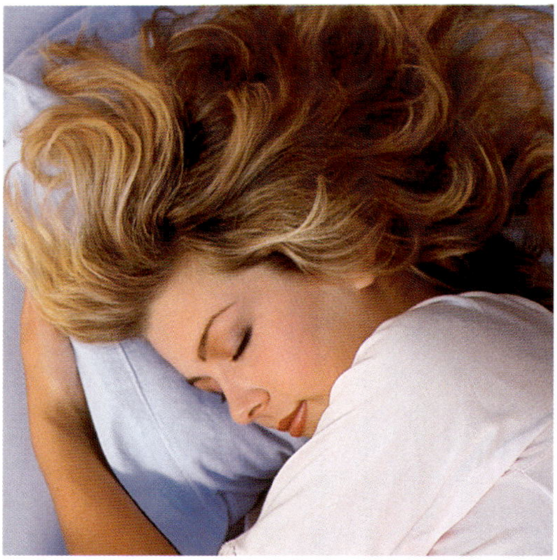

Lavendel fein oder extra fein sorgt für ruhigen und erholsamen Schlaf.

Grundmischung

4 beziehungsweise 10 Tropfen Lavendel fein
in 1 Teelöffel beziehungsweise in 1 Eßlöffel Johanniskrautöl

▶ Für eine Teilmassage Füße, Bauch und Lendenwirbelregion mit der Grundmischung leicht massieren.

▶ 1 Tropfen Lavendel fein auf das Kopfkissen geben. Schon bald werden Sie sanft und fest schlafen.

Acht Stunden Schlaf und immer noch müde

Für einen erholsamen Schlaf muß der Körper entspannt sein, denn verspannte Muskeln kosten viel Kraft. Auch hier ist Lavendel fein oder extra fein das Öl der Wahl, denn es entspannt das zentrale Nervensystem und somit auch die Muskeln.

Grundmischungen

5 bis 6 Tr. Lavendel fein, extra fein oder Lavandin
oder bei übermäßiger Nervosität
4 Tr. Lavendel fein oder extra fein
2 Tr. Bergamotte
oder
3 Tr. Lavendel fein oder extra fein
2 Tr. Bergamotte
1 Tr. Manuka oder Zedernholz

▶ Eine der Mischungen in die elektrische Duftlampe oder auf den Duftstein geben. Letzteren dann auf den Nachttisch legen.

▶ 5 Tropfen von einer der Mischungen auf 1 Teelöffel Pflanzenöl (Johanniskrautöl!) geben, dann ganz leicht im Uhrzeigersinn über den Bauch streichen.

Trübe Gedanken lassen uns nicht schlafen

Grundmischung

4 Tr. Lavendel fein
2 Tr. Teebaum
2 Tr. Manuka oder Zedernholz
2 Tr. Litsea
in 10 ml (1 Eßlöffel) Pflanzenöl

▶ 1 bis 4 Wochen lang abends regelmäßig Füße und Bauch sowie Lendenwirbelbereich massieren.

Sanfte Massagen helfen beim Abschalten

Tee bei 70 °C 1 Minute ziehen lassen

▶ Leichte Lektüre, Entspannungsmusik und Grüner Tee geben wieder ein neues Lebensgefühl.

Andere seelische Probleme

Wenn man geistig nicht fit ist

2 Tr. Speiklavendel
2 Tr. Lavandin
2 Tr. Bergamotte
2 Tr. Grapefruit

▶ Die Mischung auf eine elektrische Duftlampe oder einen Thermostein geben. Letzteren dann auf den Nachttisch legen.

Bei Entschluß- und Ratlosigkeit

Grundmischung

10 Tr. Teebaum
10 Tr. Speiklavendel
25 Tr. Lavendel fein
5 Tr. Lemongras oder Litsea

Seelische Probleme lösen

▶ Für ein Körperöl 20 Tropfen der Mischung in 100 ml Pflanzenöl geben, nach dem Duschen einmassieren.

▶ Für Teilmassagen 6 Tropfen in 10 ml Pflanzenöl geben. Arme und Beine sanft mit dem Öl massieren.

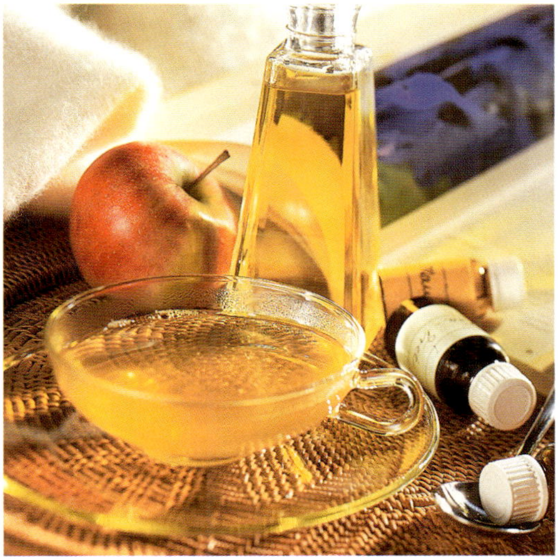

Nervlich fertig sein

Mit leichter Lektüre, einer Tasse Tee und den richtigen Ölen lassen sich trübe Gedanken vertreiben.

Grundmischung

30 Tr. Lavendel extra fein
10 Tr. Manuka
20 Tr. Mandarine oder andere Zitrusfrüchte

▶ Für ein Körperöl 20 Tropfen der Grundmischung in 100 ml Pflanzenöl geben; nach dem Duschen in die noch feuchte Haut einmassieren.

▶ Für Teilmassagen 4 Tropfen der Mischung in 1 Teelöffel Pflanzenöl geben. Arme, Beine oder Lendenwirbelbereich sanft massieren.

▶ Für ein entspannendes Wannenbad 10 Tropfen der Mischung in 1 Eßlöffel Sahne geben und dann ins Badewasser schütten.

Kraft und Hilfe für die Seele

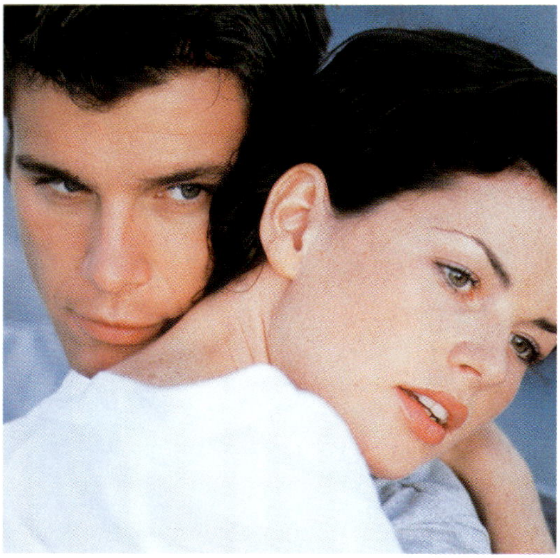

Abschied nehmen, Neubeginn

Auch der Abschiedsschmerz läßt sich durch ätherische Öle mildern.

Grundmischung
3 Tr. Lavendel fein
1 Tr. Ylang komplett
2 Tr. Bergamotte
1 Tr. Manuka
oder
3 Tr. Lavandin
1 Tr. Manuka
1 Tr. Teebaum
2 Tr. Litsea
in 20 ml Pflanzenöl

▶ Morgens Füße, Beine, Bauch oder Lendenbereich mit einer der Mischungen massieren.

Übrigens: Diese Mischungen eignen sich auch für Teilmassagen bei Lustlosigkeit.

Reif für die Insel

Wenn man sich ausgelaugt, leer und lustlos fühlt und man am liebsten alles stehen und liegen lassen möchte.

Bei seelischem Durchhänger

Grundmischung
2 Tr. Teebaum
3 Tr. Lavandin
2 Tr. Speiklavendel oder Litsea
in 20 ml Pflanzenöl

▶ Morgens Füße und Lendenwirbelbereich damit sanft massieren.

▶ Für die abendliche Massage das Lavandin durch 6 Tropfen Lavendel ersetzen und nur 1 Tropfen Speiklavendel oder Lemongras verwenden; die ätherischen Öle in 20 ml Pflanzenöl lösen.

Sterbebegleitung

Tröstend und hilfreich sind hier Massagen mit ätherischen Ölen für beide Seiten.

Hilfe in einer schweren Zeit

Grundmischung
3 Tr. Lavendel extra fein oder fein
2 Tr. Rosenholz oder Palmarosa
1 Tr. Manuka oder Zedernholz
2 Tr. Litsea
in 20 ml Pflanzenöl

▶ Täglich Hände und Unterarme massieren.

Sich »ausgebrannt« fühlen

Grundmischung

Ein wahres Powerpack

1 ml (etwa 20 Tr.) Teebaum
1 ml (etwa 20 Tr.) Lavandin oder Lavendel fein
1 ml (etwa 20 Tr.) Lemongras oder Litsea

▶ Für ein vitalisierendes Körperöl 20 Tropfen der Grundmischung in 100 ml Pflanzenöl geben und nach dem Duschen auf die noch feuchte Haut auftragen.

▶ Anregende Teilmassagen: 5 Tropfen in 1 Eßlöffel Pflanzenöl geben und den unteren Rücken und die Füße damit massieren.

▶ 4 bis 8 Tropfen der Grundmischung in eine Duftlampe oder auf einen Thermostein geben. Den Duft etwa 2 Stunden genießen.

Wenn die eigene Mitte fehlt

Hilfe, um das Leben neu zu ordnen

... wird es Zeit, das Innenleben aufzuräumen, die Beziehungen zur Umwelt zu überdenken und gegebenenfalls neu zu ordnen. Die folgende Grundmischung eignet sich für viele Anwendungen. Sie pflegt sowohl die Seele als auch das Immunsystem und wunderbar die Haut.

Grundmischung

1 ml (etwa 20 Tr.) Lavendel fein
1 ml (etwa 20 Tr.) Rosenholz oder Palmarosa
1 ml (etwa 15 Tr.) Manuka oder Zedernholz
1 ml (etwa 20 Tr.) Mandarine oder Litsea

Sich mit einem schönen Körperöl verwöhnen

▶ Das Körperöl aus 20 Tropfen der Grundmischung in 100 ml Pflanzenöl herstellen. Nach dem Baden oder Duschen das Öl in die noch feuchte Haut einmassieren.

▶ 5 Tropfen der Grundmischung mit 1 Teelöffel Pflanzenöl verrühren und morgens und abends sanft den Bauch damit massieren.

▶ Für ein Vollbad 10 Tropfen der Grundmischung mit 1 Eßlöffel Pflanzenöl mischen und in das Wasser geben. Das Körperöl ergänzt die Wirkung des Vollbads.

▶ 1 Tropfen der Grundmischung vor dem Schlafen auf das Kopfkissen geben.

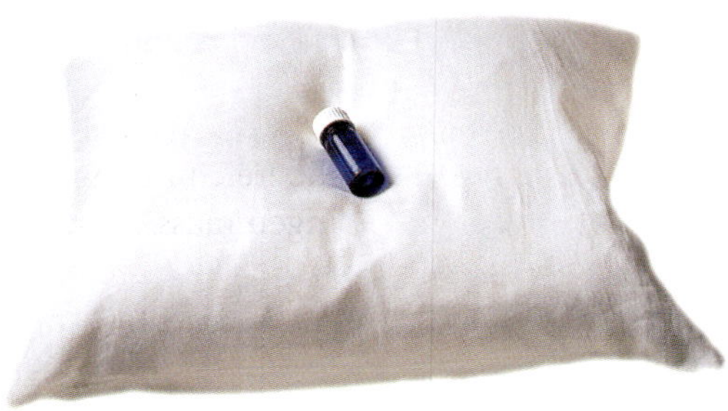

Kraft und Hilfe für die Seele

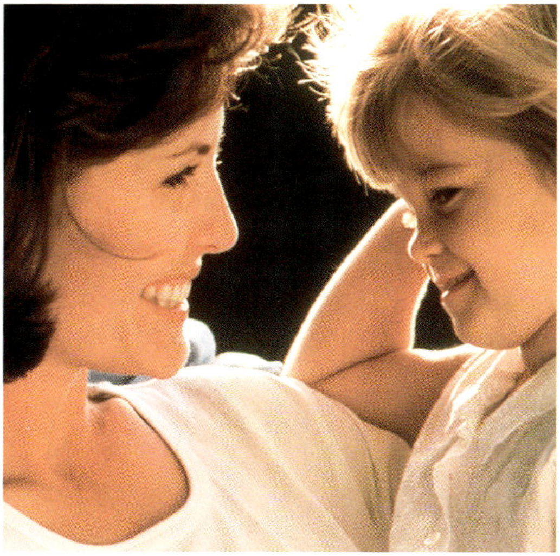

Helfen Sie Ihrem Kind bei Problemen durch Liebe und Zuneigung. Ätherische Öle unterstützen Sie.

Wenn Kinder Probleme haben

Kinder können sich manchmal schlecht in die Kindergartengruppe integrieren, oder die Schule überfordert sie. Hier können Sie ganz schnell mit Lavendel fein oder extra fein helfen. Oft reagieren Kinder auf seelische Belastungen mit Bauchschmerzen. Dann nehmen Sie Lavendel und Manuka. Gönnen Sie Ihrem Kind ein wenig Zuwendung in Form von streichelnden Massagen.

Grundmischungen

3 Tr. Lavendel fein
1 Tr. Manuka
1 Tr. Mandarine
oder
3 Tr. Lavendel
1 Tr. Vanille
1 Tr. Mandarine

▶ Die Öle in jeweils 20 ml Johanniskrautöl geben; Bauch und Füße sanft massieren.

Wenn Kinder traurig sind

Lavendel vertreibt Traurigkeit

Streicheln Sie morgens etwa 5 Minuten sanft den Rücken Ihres Kindes mit etwas Lavendelöl. Das Streicheln hilft, Urvertrauen bei Ihren Kindern zu schaffen.

Den Rücken stärken

2–3 Tr. Lavandin
in 10 ml Pflanzenöl
oder
4 Tr. Lavendel fein
1 Tr. Manuka
1 Tr. Teebaum
2 Tr. Grapefruit
in 50 ml Pflanzenöl

▶ Morgens sanft den Rücken massieren und streicheln.

Vor dem Schlafen

Eine Gute-Nacht-Geschichte unterstützt die Wirkung

4 Tr. Lavandin
in 10 ml Pflanzenöl
oder
4 Tr. Lavendel
1 Tr. Manuka
1 Tr. Teebaum
2 Tr. Grapefruit
in 25 ml Pflanzenöl

▶ Abends vor dem Zubettgehen sanft die Füße massieren.

Hilfe für den Körper

Erste-Hilfe-Mischung

Immer griffbereit

Diese Mischung sollte man immer griffbereit haben, im Auto, auf Reisen, in der Handtasche und natürlich auch in der Hausapotheke. Sie wirkt ausgezeichnet bei den verschiedensten körperlichen Beschwerden wie Hexenschuß, Gelenkbeschwerden, Muskelverspannungen, Infekte der Atemwege, des Magen-Darm-Trakts und der Harnwege. Aber auch kleine Wunden, Verbrennungen und Insektenstiche heilen mit Hilfe dieser Erste-Hilfe-Mischung schneller ab.

Gute Verträglichkeit

Die Mischung ist sehr hautfreundlich und gut verträglich. Sie kann notfalls punktuell auch pur eingesetzt werden.

Grundmischung

1 ml (etwa 15 Tr.) Manuka
2 ml (etwa 40 Tr.) Teebaum
3 ml (etwa 60 Tr.) Lavendel fein

▶ 100 Tropfen in 100 ml Pflanzenöl lösen.

▶ Wenn es schnell gehen soll: 3 Tropfen der Grundmischung in auf 1 Teelöffel Pflanzenöl geben und einnehmen.

TIP!

Im Urlaub kann man für den Strand als Basisöl auch Sonnenschutzöl oder reines Speiseöl verwenden.

Das Immunsystem stärken

Die Abwehrkräfte mobilisieren

Wer häufig krank ist, sollte unbedingt etwas zur Stärkung seines Immunsystems unternehmen. Hier sind Teebaum und Lavendel nachgewiesenermaßen sehr hilfreich. Zitrusöle mit ihrem hohen Limonenanteil unterstützen zusätzlich ihre Wirkung.

Gut für das Immunsystem

20 Tr. Lavendel fein oder Lavandin
10 Tr. Teebaum
5 Tr. Manuka
5 Tr. Zitrusfrüchte oder Litsea
in 100 ml Johanniskrautöl

▶ Die Füße 4 bis 8 Wochen täglich damit massieren.

Grenzen der Selbstbehandlung

- Alltagsbeschwerden können Sie gut selbst mit ätherischen Ölen behandeln. Achten Sie aber bitte auf meine Hinweise, bei welchen Symptomen Sie Ihren Arzt konsultieren sollten. Sie sollten ihn aufsuchen, wenn sich Ihre Beschwerden nicht spätestens nach 3 bis 5 Tagen bessern.
- Schwere Krankheiten können Sie nicht selbst behandeln! Oft unterstützen ätherische Öle aber die ärztliche Therapie.
- Ätherische Öle sind hochwirksame Mittel, die – falsch verwendet oder zu hoch dosiert – eventuell Nebenwirkungen wie Kopfschmerzen oder Übelkeit verursachen können. Beachten Sie bitte deshalb die angegebenen Dosierungen (Seite 65).

Harnwegserkrankungen

Lavendel mit Teebaum kombinieren

Bei Harnwegserkrankungen läßt sich Teebaum wirkungsvoll einsetzen. Besonders günstig ist die Kombination mit Lavendel, da sich beide Öle gegenseitig unterstützen. Sie wirken antibakteriell, schmerzlindernd, entkrampfend, harntreibend und beeinflussen die Psyche positiv. Wenn Sie leicht zu Blasenentzündungen und Reizblase neigen, sollten Sie über längere Zeit (mindestens 3 Monate) Mischungen aus Teebaum und Lavendel täglich anwenden.

Achtung: Grundsätzlich sollten Sie bei Harnwegsinfektionen einen Arzt konsultieren.

Teebaum und Lavendel wirken antibakteriell

Grundmischung 1

3 ml (etwa 60 Tr.) Teebaum
2 ml (etwa 40 Tr.) Lavendel fein oder Lavandin

Grundmischung 2

2 ml (etwa 40 Tr.) Teebaum
2 ml (etwa 40 Tr.) Lavendel fein oder Lavandin
1 ml (etwa 10 Tr.) Bergamotte

▶ Die Grundmischungen als Vorratsmischungen in 5 ml-Braunfläschchen geben.

▶ Für Teilmassagen 10 Tropfen einer Grundmischung in 1 Teelöffel Johanniskrautöl lösen; Lendenwirbelbereich und Füße morgens und abends leicht massieren.

▶ Für ein Vollbad 10 Tropfen der Grundmischung 2, vermischt mit 1 Eßlöffel süßer Sahne oder Pflanzenöl, ins Wasser geben.

Die innerliche Anwendung sollte unbedingt die Ausnahme sein

▶ Für die innerliche Anwendung am ersten Tag 2 Tropfen Teebaum fünfmal täglich auf Zucker, Honig oder Brot geben und langsam im Mund zergehen lassen, am zweiten und dritten Tag nur noch dreimal täglich. Lendenwirbel- und Fußmassagen mit einer der beiden Grundmischungen unterstützen diese »Kur von innen«.

▶ Weiterführende Maßnahmen: viel trinken, zum Beispiel Blasennieren-, Zinnkraut- und Goldrutentee (Goldrute als Homöopathikum in der D1 oder D2).

Atemwegserkrankungen

Lavendel und Manuka lindern die Beschwerden

Hier bilden Speiklavendel und Manuka ein starkes Team. Speiklavendel zeichnet sich durch einen starken antiviralen und antibakteriellen Effekt aus. Es erleichtert das Abhusten. Manuka wirkt ebenfalls stark antimikrobiell, entzündungshemmend und schleimlösend. Lavendel sorgt für die nötige Entspannung.

Husten und Bronchitis

Brust- und Rückenmischung für Erwachsene

20 Tr. Speiklavendel
10 Tr. Manuka
10 Tr. Lavendel fein oder Lavandin
in 50 ml Johanniskrautöl

▶ Mehrmals täglich Brust und Rücken einreiben.
2 bis 3 Tropfen der Mischung (ohne Basisöl) auf ein Papiertaschentuch geben und inhalieren.

Zur Vorbeugung

Gerade zu Beginn der dunklen Jahreszeit ist es wichtig, sich vor grippalen Infekten zu schützen, sei es in Kindergarten, Schule oder Beruf. Die tägliche Fußmassage stärkt sowohl das Immunsystem als auch die Psyche.

Für Kindergartenkinder:
5 Tr. Lavendel fein oder Lavandin
in 100 ml Johanniskrautöl

Schulkinder (6–12 Jahre):
7 Tr. Lavendel fein oder Lavandin
1 Tr. Manuka
2 Tr. Mandarine oder Grapefruit
in 100 ml Johanniskrautöl

Stärken Sie das Immunsystem und die Psyche Ihres Kindes mit Lavendel und Manuka.

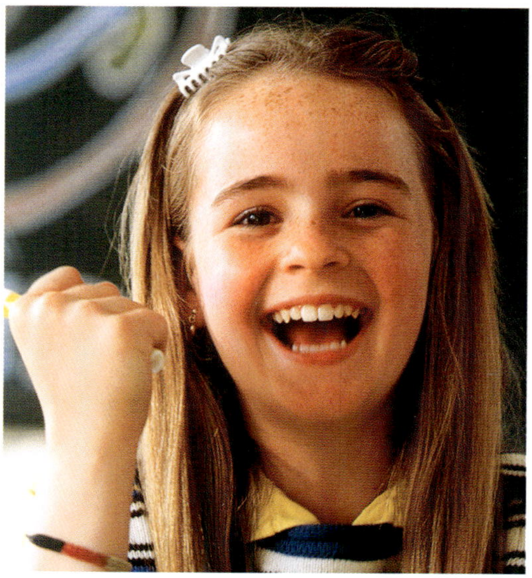

Für Erwachsene mit empfindlicher Haut und Jugendliche
7 Tr. Lavendel fein oder Lavandin
3 Tr. Teebaum
2 Tr. Manuka
3 Tr. Grapefruit oder Mandarine in 100 ml Johanniskrautöl

Wenn der Blutdruck schwankt

Erhöhter Blutdruck

Selbstverständlich gehört die Therapie des erhöhten oder gar hohen Blutdrucks in die Hand eines Arztes. Aber mit Lavendel fein oder extra fein lassen sich leicht erhöhte Blutdruckwerte und/oder Blutdruckschwankungen wunderbar begleitend mitbehandeln und ausgleichen. Informieren Sie Ihren Arzt jedoch über Ihre Absicht, ätherische Öle einzusetzen.

Präparate aus Weißdorn unterstützen die Wirkung des Lavendels.

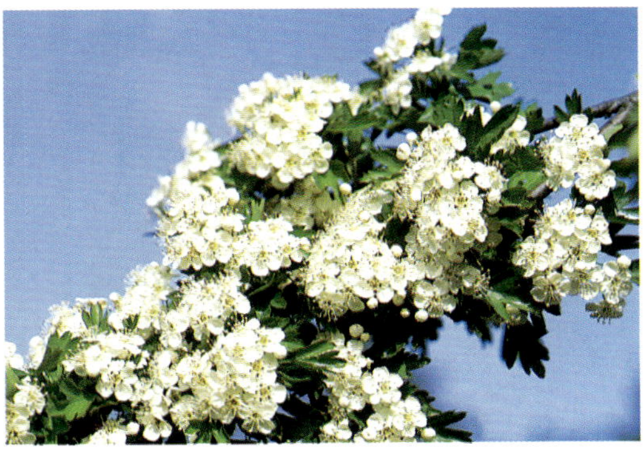

▶ Massieren Sie regelmäßig den Bauch mit dem ätherischen Öl von Lavendel fein (Grundmischung Seite 83).

▶ Unterstützen Sie die Wirkung des Lavendels durch Weißdornpräparate (aus der Apotheke), die Sie regelmäßig einnehmen sollten.

Achtung: Lavendel senkt normale oder niedrige Blutdruckwerte nicht!

Lavendel wirkt ausgleichend

Niedriger Blutdruck

Wenn man morgens nicht munter wird und nicht in die Gänge kommt, ist der Speiklavendel wegen seiner belebenden Inhaltsstoffe sehr hilfreich.

Das macht munter

5 Tr. Speiklavendel
10 Tr. Lavandin oder Lavendel fein
5 Tr. Litsea

▶ Die Mischung morgens nach dem Duschen (Wechselduschen) in die noch feuchte Haut einmassieren.

Das belebt

2 Tr. Speiklavendel
3 Tr. Lavandin
3 Tr. Litsea

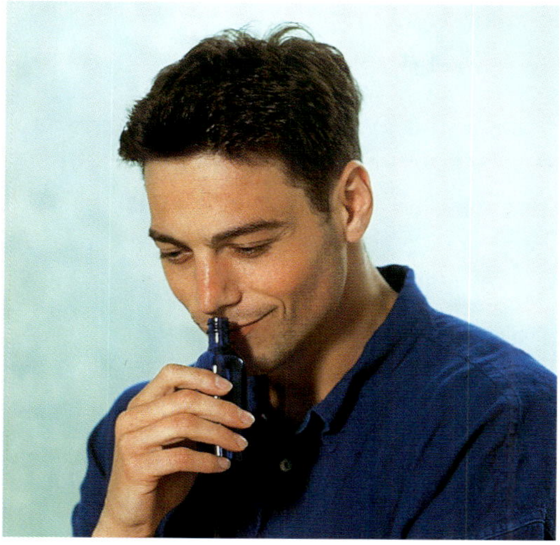

Bei niedrigem Blutdruck am Fläschchen riechen – das hilft am Morgen auf die Beine.

▶ Die Mischung in eine Duftlampe oder auf einen Thermostein geben.

Tief einatmen

▶ Ab und zu am Speiklavendel-Fläschchen schnuppern, oder 2 bis 3 Tropfen auf ein Papiertuch geben und inhalieren.

Schlaganfall

Der Schlaganfall kann mit ätherischen Ölen nicht behoben werden. Aber sie stellen eine große Hilfe dar, damit der Patient den Alltag wieder besser meistern kann. Hier ist Lavendel wohl das großartigste ätherische Öl, da es Verzweiflung und Resignation lindert. Der Duft ist dem Patienten vertraut.

Verzweiflung wird ein wenig gelindert

Grundmischung

20 Tr. Lavendel fein
in 50 ml Pflanzenöl

▶ Mit dieser Mischung sanft die Arme und Hände, Beine, Füße und Bauch massieren.
Sie können auch die Mischungen »Power und Vitalität« (Seite 77) sowie »Sterbebegleitung« (Seite 76) verwenden.

Schmerzende Gelenke, Muskeln

... sind auf unterschiedliche Ursachen zurückzuführen, beruhen aber letztendlich auf der vermehrten Ausschüttung von Botenstoffen, die für Entzündungen und Schmerzen verantwortlich sind. Hier greifen die ätherischen Öle von Lavendel, Speiklavendel, Teebaum und Manuka regulierend ein.

WICHTIG

Bevor man Lavendel, Speiklavendel, Teebaum und Manuka gegen schmerzende Gelenke und Muskeln einsetzt, muß die Ursache der Schmerzen unbedingt vom Arzt abgeklärt werden.

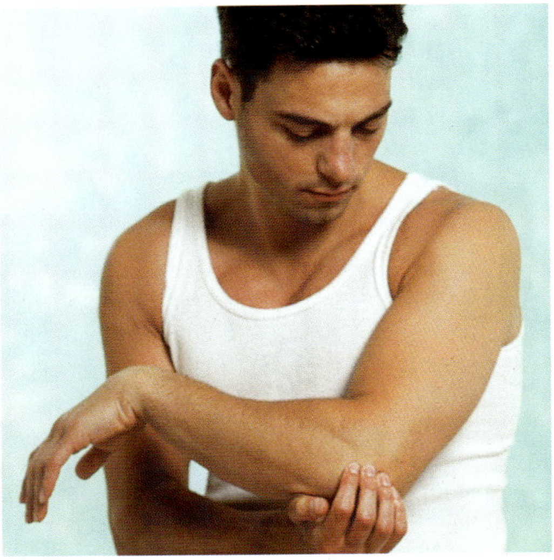

Das schmerzende Gelenk muß regelmäßig eingerieben werden.

Schmerz-Grundmischung

10 Tr. Manuka
40 Tr. Lavandin oder Lavendel fein
30 Tr. Teebaum oder Cajeput
20 Tr. Speiklavendel
in 100 ml Johanniskrautöl

▶ Die schmerzenden Gelenke mit der Mischung einreiben.

Gutes für Haut und Haare

Hautpflege bedeutet Seelenpflege

Die ätherischen Öle, mit guten Pflanzenölen vermischt, pflegen die Haut. Sie erhalten sie gesund, schön und funktionstüchtig, da sie den Reparaturmechanismus der Hautzellen anregen und so die Haut vor Krankheitserregern schützen. Außerdem pflegen sie die Seele, denn die fettlöslichen Moleküle gelangen über Haut und Schleimhaut in Lymphsystem, Blutkreislauf und Gehirn, wo sie Reize setzen. Uns steht also eine Kosmetik zur Verfügung, die »unter die Haut geht«.

Balsam für Haut, Haar und Seele

Für jeden Hauttyp

Gesichtspflege

1 Tr. Teebaum
3 Tr. Lavendel extra fein
1 Tr. Manuka

▶ In 50 ml Macadamianuß- oder Jojobaöl geben und morgens und abends auf die gereinigte Haut auftragen.

Hautstraffendes Gesichtsöl

Gut für Gesicht und Körper

1 Tr. Teebaum
1 Tr. Speiklavendel
2 Tr. Lavendel extra fein
1 Tr. Manuka
in 40 ml Macadamianußöl und
10 ml Nachtkerzenöl

Körperpflege

5 Tr. Teebaum
4 Tr. Manuka
6 Tr. Lavandin
5 Tr. Lemongras oder Litsea
in 100 ml Pflanzenöl (Sesamöl)

Zarte, empfindliche Haut

Morgens und abends anwenden

Gesichtspflege
1 Tr. Rosen- oder Sandelholz
1 Tr. Manuka
2 Tr. Lavendel extra fein
in 40 ml Jojoba-, 10 ml Weizenkeimöl

Körperpflege
5 Tr. Rosenholz
3 Tr. Manuka
5 Tr. Lavendel extra fein
2 Tr. Litsea oder Grapefruit
in 100 ml Macadamianuß- oder Sesamöl

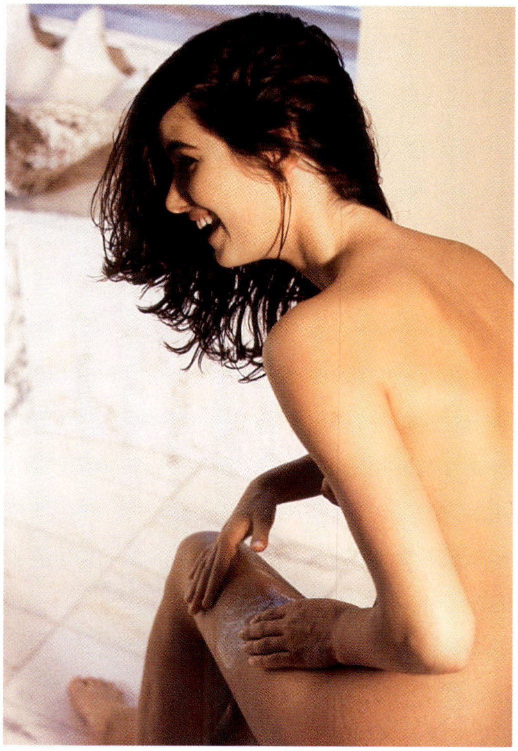

Fettige Haut

Gesichtspflege
1 Tr. Teebaum
2 Tr. Speiklavendel
3 Tr. Lavandin
2 Tr. Lemongras
in ein Basisöl aus 10 ml Jojobaöl und 40 ml Sonnenblumenöl oder
aus 10 ml Jojobaöl und
35 ml Sanddornöl

Sanddornöl ist Balsam für die Haut

▶ Etwas von dem Gesichtsöl in die Hand geben, und mit Aloe-Vera-Gel (erbsengroß) vermischen; dieses Gemisch nun großflächig über das Gesicht, den Hals und das Dekolleté verteilen.

Körperpflege
5 Tr. Teebaum
5 Tr. Speiklavendel
5 Tr. Lavandin
5 Tr. Lemongras
in 20 ml Jojoba- und 80 ml Distel- oder Sanddornöl

Für jeden Hauttyp die richtige Pflege.

Trockene Haut

Gesichtspflege
1 Tr. Manuka
2 Tr. Lavendel extra fein
2 Tr. Sandel- oder Rosenholz
in 50 ml Jojobaöl

Hilfe für den Körper

Körperpflege

3 Tr. Manuka
5 Tr. Lavendel extra fein
4 Tr. Sandelholz
4 Tr. Grapefruit
in 100 ml Pflanzenöl

Bei trockener Haut, die schnell zu Hautirritation neigt, sollte die Ernährung umgestellt werden. Wichtig ist, viel zu trinken (Stilles Wasser, Kräutertee). Zum Essen täglich 1 bis 2 Eßlöffel naturbelassene Pflanzenöle (Oliven-, Sonnenblumenöl). Essen Sie viel Gemüse, Obst und Getreide (mediterrane Kost).

Schöne Haare

Gesundes und kräftiges Haar sind der Traum einer jeden Frau und eines jeden Mannes. Ätherische Öle von Lavendel, Teebaum und Manuka helfen Ihnen, dies zu erreichen.

▶ Verwenden Sie als Basis ein mildes, unparfümiertes Shampoo aus dem Naturkostladen oder der Apotheke.

Regelmäßige und milde Pflege kräftigt das Haar

Milde Pflege

6 Tr. Lavendel fein oder Lavandin
2 Tr. Manuka
2 Tr. Litsea
in 100 ml Shampoo

Juckende und schuppende Kopfhaut

4 Tr. Lavendel fein
4 Tr. Teebaum
4 Tr. Lemongras oder Litsea
2 Tr. Manuka
in 100 ml Shampoo

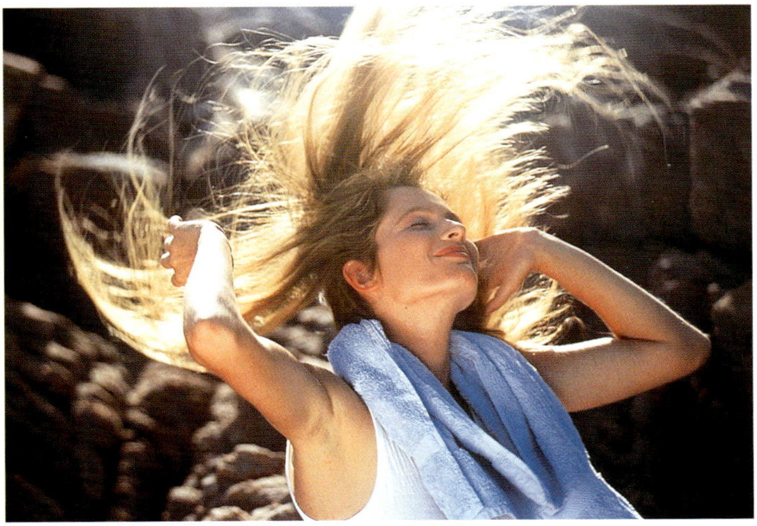

Schöne, kräftige Haare mit Hilfe der richtigen Mischung aus Tea-Tree, Manuka und Lavendel.

Fettiges Haar

2 Tr. Lavandin
2 Tr. Speiklavendel
4 Tr. Teebaum
4 Tr. Lemongras oder Litsea
in 100 ml Shampoo

Für die kranke, verletzte Haut

Trockene Ekzeme, juckende Haut

Grundmischung

4 Tr. Manuka
1 Tr. Teebaum
5 Tr. Lavendel extra fein
in Basisöl aus naturbelassenem Kokosfett, Jojoba- und Nachtkerzenöl

▶ 50 ml Kokosfett auf 30 °C erwärmen, dann mit 40 ml Jojoba- und 10 ml Nachtkerzenöl mischen.

Das Öl aus der Nachtkerze ist ein beliebtes Basisöl.

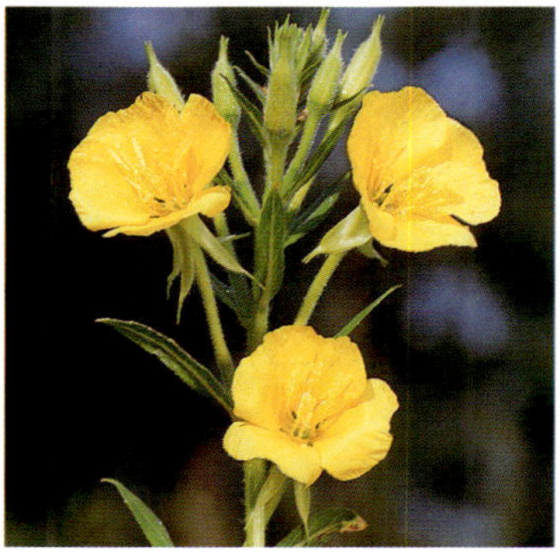

▶ Die ätherischen Öle in das Basisöl geben und auf die betroffenen Hautstellen auftragen.

Akne

Wenn Sie unter Akne leiden, sollten Sie unbedingt Ihre Ernährung auf mediterrrane Kost (Seite 86) umstellen.

Mediterrane Kost

Gesichtsakne

2 Tr. Manuka
2 Tr. Teebaum
2 Tr. Speiklavendel
4 Tr. Lavandin
in 40 ml Sesam- und 10 ml Sanddornöl

▶ Nach der Reinigung auf das Gesicht auftragen.

Akneschub

100 ml Schwarzkümmel
5 Tr. Manuka
5 Tr. Teebaum
5 Tr. Lavendel oder Pfefferminz

▶ 2 bis 4 Wochen nüchtern morgens in Wasser einnehmen.

Körperakne

4 Tr. Manuka
4 Tr. Teebaum
3 Tr. Lavendel
4 Tr. Speiklavendel
in 40 ml Sesam- und 10 ml Sanddornöl

▶ Nach dem Baden oder Duschen auf die betroffenen Körperstellen geben.

Vorsicht: Teebaumöl nicht pur auf die Haut geben!

Lippenbläschen (Herpes labialis)

2 ml (etwa 40 Tr.) Manuka
2 ml (etwa 30 Tr.) Teebaum

▶ Mit der Mischung die befallenen Stellen mehrmals täglich betupfen.

Schuppenflechte

Grundmischung

4 ml (etwa 60 Tr.) Manuka
3 ml (etwa 60 Tr.) Lavendel fein
3 ml (etwa 60 Tr.) Bergamotte

▶ Für ein pflegendes Körperöl 30 Tropfen der Grundmischung in 60 ml leicht erwärmtes Kokosfett (naturbelassen!), 30 ml Jojoba- oder Macadamianußöl und 10 ml Nachtkerzen- oder Sanddornöl geben; das flüssige Fett nach dem Duschen oder Baden auf die noch feuchte Körperhaut auftragen.

Eine 2- bis 4wöchige Trinkkur mit Manuka-, Pfefferminz- und Olivenöl lindert die Beschwerden bei Schuppenflechte.

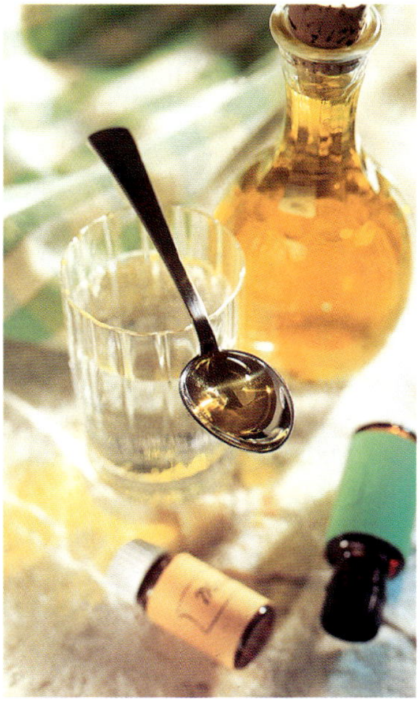

▶ Zur Pflege der Kopfhaut die Grundmischung für das Körperöl vor dem Haarewaschen auf die Kopfhaut geben und etwa 5 bis 10 Minuten einwirken lassen. Dann die Haare mit einem milden Shampoo waschen.

Ein mildes Shampoo verwenden

▶ Für ein Vollbad 10 Tropfen der Grundmischung, vermischt mit 250 g Meersalz, in das Badewasser geben; anschließend die Haut mit dem Körperöl massieren.

Eine Kur von innen

Als Kur hat sich folgende innerliche Einnahme bewährt (2 bis maximal 4 Wochen):

▶ 10 Tropfen Manuka und 10 Tropfen Pfefferminz mit 100 ml Olivenöl mischen.

▶ Morgens 2 Teelöffel davon in ein halbes Glas lauwarmes Wasser geben und trinken; später genügt nur das Olivenöl.

▶ Außerdem: Ernährungsumstellung wie bei »Trockene Haut« (Seite 86).

Ernährungsumstellung hilft

▶ Die Kur wird noch wirksamer, wenn man den Streß reduziert, beispielsweise durch Yoga, autogenes Training oder auch durch Meditation.

Pilzerkrankungen

Abwehrkräfte anregen

Hier gilt primär, das Immunsystem zu stärken (Seite 79) und die Ernährung auf eine mediterrane Kost umzustellen (Seite 86). Nach mikrobiologischer Abklärung durch den Arzt kann man mit Lavendel, Teebaum und insbesondere Manuka den Pilz bekämpfen. Die antimykotische Wirkung von Manuka beruht auf äußerst effektiven Stoffen, die der Baum gegen Pilze, die seine Rinde befallen, gebildet hat.

Grundmischung

2 ml (etwa 30 Tr.) Manuka
1 ml (etwa 20 Tr.) Teebaum
3 ml (etwa 40 Tr.) Lavendel fein
in ein 5 ml Braunfläschchen geben.

Pilzbefall am Körper

▶ Bei Pilzbefall des Leisten-, Anal-, Brust- oder Vaginalbereichs 50 Tropfen der Grundmischung in 50 ml Johanniskraut- oder Sesamöl geben und die befallenen Stellen damit einreiben.

Fußpilz

Hier die pure Mischung nehmen

▶ Rund 3 bis 7 Tage zweimal täglich die Grundmischung pur auf die befallenen Stellen auftupfen.

▶ Anschließend pflegen Sie Ihre Füße täglich mit der Mischung »Pilzbefall am Körper« (Grundmischung ohne Pflanzenöl).

TIP!

Wenn Sie zu Fußpilz neigen, sollten Sie Ihre Füße pflegen und zur Vorbeugung 20 Tropfen der Grundmischung, vermischt mit 50 ml Sesamöl, regelmäßig in die Füße einmassieren.

Gürtelrose (Herpes zoster)

Grundmischung

5 ml Manuka
5 ml Pfefferminz

▶ Die Mischung mehrmals täglich vorsichtig auf die Haut auftragen.

▶ So früh wie möglich mit der Behandlung beginnen; bei Verdacht sofort die Erste-Hilfe-Mischung (Seite 79) auftragen.

Erste-Hilfe-Mischung anwenden

Weitere Behandlung kleiner Flächen

▶ 50 Tropfen der Grundmischung in 20 ml Johanniskrautöl.

Zur Behandlung größerer Flächen

▶ 50 Tropfen in 30 ml Johanniskrautöl.

Hilfe für den Körper

Insektenstiche

▶ 1 Tropfen der Erste-Hilfe-Mischung (Seite 79) mehrmals pur auf den Stich geben. Rötung, Schwellung, Juckreiz und Schmerz lassen schnell nach.

Gleichzeitige Pflege der Haut

Körperöl

3 ml Lavendel fein oder Lavandin
1 ml Teebaum
1 ml Manuka
3 ml Palmarosa oder Geranium
20 Tropfen in 100 ml Pflanzenöl (Sesamöl)

▶ Bei der täglichen Körperpflege zur Vorbeugung auftragen.

Verbrennungen und Wunden

Lavendel pur auf die Brandwunde

Lavendel fördert die Wundheilung und Narbenbildung. Deshalb sollte ein Fläschchen mit Lavendelöl fein oder extra fein immer griffbereit sein.

▶ Lavendelöl extra fein oder fein am Tag mehrmals pur auf die verbrannte Stelle träufeln.

Bei kleinen Wunden

▶ 1 bis 3 Tropfen Lavendel extra fein oder fein oder 1 Tropfen Manuka auf die Wunde geben.

Schnelle Schmerzlinderung

▶ Sie können auch 2 bis 3 Tropfen der Erste-Hilfe-Mischung (Seite 79) auf die Wunde träufeln. Der Schmerz läßt sofort nach, die Wundversorgung ist durch die antibakterielle Wirkung gewährleistet. Die neue Haut bildet sich sehr schnell.

Schlecht heilende Wunden

▶ Die Wunde mit 20 Tropfen der Erste-Hilfe-Mischung, in 10 ml Olivenöl, bepinseln.

Wundliegen vorbeugen

▶ 15 bis 20 Tropfen der Erste-Hilfe-Mischung in 100 ml Pflanzenöl (Mandelöl) auf Rücken und Fersen auftragen.

Fallbeispiel

Eine 2 Tage alte Verbrennung 2. Grades an der Hand wurde im Krankenhaus Neuperlach nach Rücksprache mit dem Arzt von Frau Demleitner wie folgt behandelt: Mit Lavendelöl fein wurden Handgelenk und Finger beträufelt. Mit der Bewegungstherapie wurde sofort begonnen. Der Patient hatte dabei keine Schmerzen. Zweimal täglich wurde diese Prozedur wiederholt. Nur nachts wurde die Hand verbunden. Nach 4 Tagen hatte sich die Haut regeneriert und konnte mit Pflanzenöl gepflegt werden. Nach 1 Woche konnte der Patient mit ersten Fingerübungen am Klavier beginnen.

Ätherische Öle im Haushalt

Labsal für die Nase

Mit Lavendel und Teebaum putzen

Zum Schutz der Umwelt sollten wir bei Reinigungsmitteln auf umweltfreundliche Alternativen ausweichen. Insbesondere zur Reinigung von Saunen, Solarien, Toiletten und Fußböden (vor allem, wenn Haustiere gehalten werden) eigenen sich Lavendel und Teebaum. Beide werden biologisch abgebaut und wirken schon in geringer Konzentration antiseptisch.

Vermischen Sie ein neutrales Reinigungsmittel oder Neutralseife mit:
2 Teile Lavandin (20 ml)
1 Teil Teebaum (10 ml)
1 Teil Litsea (10 ml)

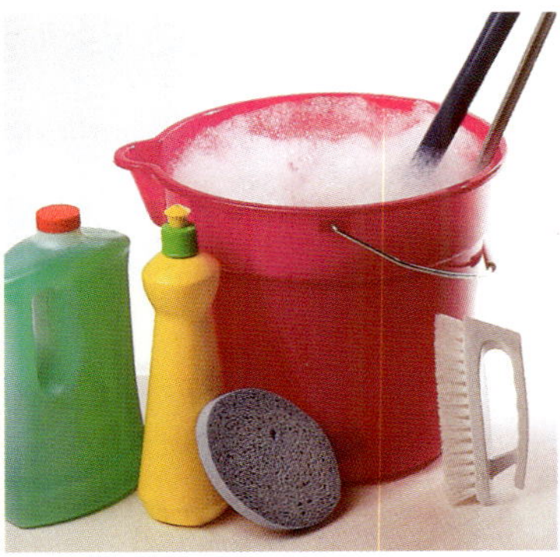

▶ Die Mischung in 500 ml neutrales Putzmittel geben, die gewohnte Menge ins Wischwasser schütten.

»Graus« für die Insekten

Lavendel gegen Ameisen

Sicher haben auch Sie schon einmal erlebt, wie sich eine Ameisenstraße durch ein Zelt oder sogar durch Ihre eigenen vier Wände bahnt. Hier hilft Lavendel oder der preiswertere Lavandin. Der Lavendelduft vertreibt die Ameisen nachhaltig von ihrem Trampelpfad.

Auch Teebaum hilft

▶ Droht eine Invasion der Ameisen von der Terrasse in Richtung Küche, dann träufeln Sie etwas Lavandinöl, in Alkohol gelöst, vor die Eingangstür auf den Trampelpfad (20 ml Lavandin mit 30 ml Isopropanylalkohol oder kosmetischem Alkohol mischen).

▶ Sind die Ameisen bereits in der Küche, reinigen Sie Boden und Ablagen mit einer verdünnten Lavandinlösung:
50 ml Lavandinöl in 250 ml Neutralreiniger.

Zum Nachschlagen

Bücher, die weiterhelfen

von Braunschweig, R., *Manuka, Kanuka and Tea-Tree-Oil – 3 essential oils with interesting effects on the psyche*; Australian Aromatherapy Conference, Sydney, Australia 1998
Coleman, D., *Emotionale Intelligenz;* Carl Hanser Verlag
Hagers *Handbuch der Pharmazeutischen Praxis*; Drogen A–Z; Springer Verlag, Berlin
Hampden-Turner, C., *Modelle des Menschen. Handbuch des menschlichen Bewußtseins*; Beltz Verlag, Weinheim und Basel
Riley, M., *Maori Healing and Herbal*; Viking Sevenseas, NZ 1994

Zeitschrift F O R U M
Aktuelles zu Aromatherapie und Aromapflege, zweimal im Jahr, für Vereinsmitglieder kostenlos.
Zu beziehen über Forum Essenzia oder in Naturkost-/ Naturkosmetikgeschäften und Apotheken.
Melaleuka; Zeitschrift FORUM 7, 1995
Lavendel; Zeitschrift FORUM 1, 1996

von Braunschweig, R., *Fit, gesund und schön mit Pflanzenölen*;
von Braunschweig, R., *Teebaum-Öle, Heilkraft für Körper und Seele*;
Werner, M., *Der große GU Rat geber Ätherische Öle*;
Alle drei Bücher Gräfe und Unzer Verlag, München

Adressen, die weiterhelfen

Bezugsquellen für hochwertige ätherische Öle und Trägeröle: Naturkost- und Naturkosmetikgeschäfte, Apotheken und Reformhäuser.

Adressen von Lavendel-, Teebaum- und Manukaöl-Lieferanten erfahren Sie auch über:
Forum Essenzia e.V.
Gemeinnütziger Verein für Förderung, Schutz und Verbreitung der Aromatherapie und Aromapflege
Meier-Helmbrecht-Straße 4
D–81477 München
Telefon 089/7 14 53 91;
Fax 089/71 03 99 29
Auskunft zur Aromatherapie- und Aromapflegeausbildung; Adressen von Therapeuten/ -innen und Kosmetikerinnen, die Aromatherapie anwenden, beim Herausgeber der Zeitschrift FORUM.

Beschwerden- und Sachregister

Wichtiger Hinweis

In diesem Ratgeber ist die Anwendung von Lavendel-, Teebaum – und Manukaöl dargestellt – zur Selbstbehandlung von seelischen und körperlichen Alltagsbeschwerden und zur Hautpflege. Jede/r Leser/in ist aufgefordert, in eigener Verantwortung zu entscheiden, ob und inwieweit er/sie ätherische Öle einsetzt. Beachten Sie bitte die Hinweise auf Seite 61, 65 und im laufenden Text. Ätherische Öle sind hochwirksame Substanzen, die – falsch angewendet oder zu hoch dosiert – zu Nebenwirkungen führen können. Halten Sie sich deshalb bitte sicherheitshalber an die Anleitungen und die angegebenen Dosierungen. Wenn Sie in Behandlung sind, informieren Sie bitte Ihre/n Arzt/Ärztin oder Heilpraktiker/in über Ihr Vorhaben, ätherische Öle einzusetzen.

Dank

Dieses Buch möchte ich meiner Tochter Bettina widmen, die mich auf meinen abenteuerlichen Reisen in Neuseeland begleitet hat.
Für den intensiven Erfahrungsaustausch mit Bärbel Brauer, Christel Beimel, Margret Demleitner, Prof. Dr. Dr. Dietrich Wabner möchte ich mich bedanken.
Wertvolle Hinweise habe ich von meinen Freunden Mark Kerr (Neuseeland), David Jacobs, The good oil group (Australien) sowie den Maoris in Neuseeland erhalten.
Ein ganz besonderer Dank gilt meinem Mann, der meine Arbeit unterstützt und mich immer wieder motiviert hat.

Wir danken auch dem Beltz-Verlag, Weinheim und Basel, daß wir das Modell auf Seite 10 übernehmen durften.

Impressum

Redaktion: Angela Hermann-Heene
Lektorat: Gabriela Schwarz
Bildredaktion: Christine Majcen-Kohl

Fotos: Reiner Schmitz (Styling Jeanette Heerwagen); weitere Fotos: Bavaria S. 9, 76; Beltz Verlag S. 10; Mike Masoni S. 13; Ruth von Braunschweig S. 16, 28, 32, 37, 41, 47, 54; Hermann Eisenbeiss S. 20/21, 87; Tierfoto Reinhard S. 22, 31, 82; AKG Photo S. 24; Gerhard Höfer S. 26, 35, 40, 50, 72; Gerhard Höfer/Bert Ernst S. 42, 45; Tony Stone/Herb Schmitz S. 43, 52; Tony Stone/James Darell S. 57; Fotodesign Hasselmann S. 63, 68; Tony Stone/Chris Craymer S. 64, Mauritius S. 66, 74, 81; Jahreszeiten Verlag S. 69, 71; Zefa/K. Dodge S. 78, Tony Stone/Georg Tuskany S. 85; Tony Stone/Laurence Monneret S. 86; Image Bank/Patti McConville S. 91; Tony Stone/Charlie Waite Rückseite

Layout und Umschlaggestaltung:
Heinz Kraxenberger
Produktion: Ina Hochbach
Satz: Verlagsservice G. Pfeifer/
EDV-Fotosatz Huber, Germering
Lithos: PHG, München
Druck und Bindung: Auer, Donauwörth

ISBN: 3-7742-3387-X

Auflage	5.	4.	3.	2.	1.
Jahr	2002	2001	2000	1999	1998